Bibliothèque historique de la France Médicale

Les Anoblis de l'Empire

Médecins et Chirurgiens

par

Le Dr Louis DE RIBIER

*Membre de l'Académie de Clermont-Ferrand
et de la Société française d'Histoire de la Médecine*

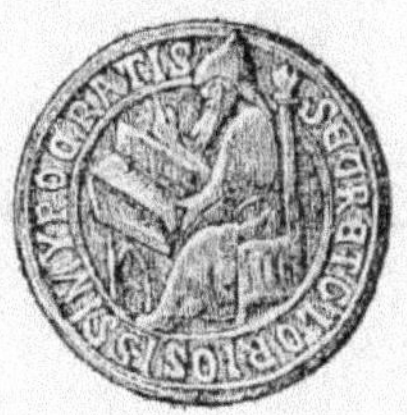

PARIS

H. CHAMPION, ÉDITEUR

9, QUAI VOLTAIRE, 9

1904

Les Anoblis de l'Empire

—

Médecins et Chirurgiens

Bibliothèque historique de la France Médicale

Les Anoblis de l'Empire

Médecins et Chirurgiens

par

Le Dr Louis DE RIBIER

*Membre de l'Académie de Clermont-Ferrand
et de la Société française d'Histoire de la Médecine*

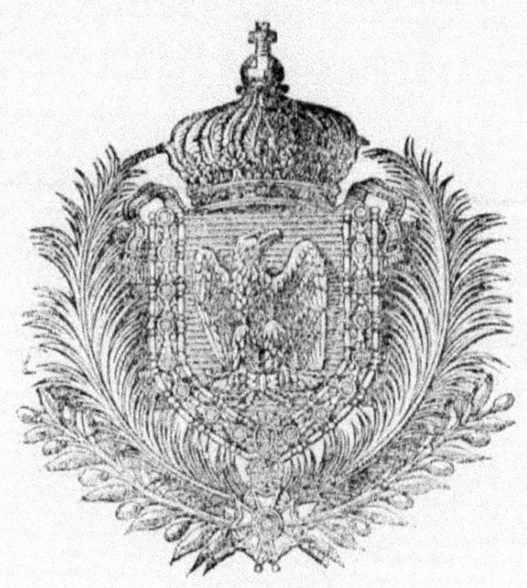

PARIS

H. CHAMPION, ÉDITEUR

9, QUAI VOLTAIRE, 9

1904

Les anoblis de l'Empire.
Médecins et Chirurgiens.

Les médecins furent souvent anoblis par les rois de France [1]; Napoléon, en créant sa nouvelle noblesse [2], fit, comme ses prédécesseurs, une large part aux représentants du corps médical, il alla même plus loin qu'eux et leur conféra quelquefois les titres de baron ou de comte [3].

Dans cette étude, nous nous proposons d'esquisser

---

1. Un arrêt du Conseil d'Etat, du 4 juin 1668, décida que, si la profession de médecin n'anoblissait pas, elle n'entraînait nullement dérogeance à noblesse.

2. Elle fut créée par deux statuts du 1er mars 1808.

3. Pour les sources et références voir :

A. Georgel : *Armorial des médecins sous le premier Empire* dans la *Revue historique, nobiliaire et biographique* de 1869, pages 453 et suivantes.

Vicomte Révérend: *Armorial du premier Empire* (Paris, Champion, 1895).

Les pages qui suivent n'indiquent que les notes et références qui ne sont pas dans ces deux publications.

Henri Simon, graveur de l'Empereur et du Conseil du Sceau des titres, a publié en 1812, sous le titre d'*Armorial de l'Empire Français*, deux volumes in-folio, qui malheureusement ne renferment que la moitié environ des titres impériaux conférés par Napoléon Ier, soit 1800 sur 3500. Un certain nombre des armoiries que nous décrivons s'y trouvent dessinées, sauf celles des *chevaliers non légionnaires* et celles des *chevaliers de l'Ordre de la Réunion*.

Nous rapporterons les armoiries telles qu'elles sont décrites dans les lettres patentes enregistrées par le *Sénat Conservateur* de 1808 à 1815 (*Archives nationales : CC.*). M. Campardon a publié la liste de toutes ces lettres patentes.

Voir aussi à la Bibliothèque nationale le manuscrit français, numéro 14355.

la biographie des moins connus parmi les nouveaux anoblis, de décrire leurs armoiries et de rapporter les dotations dont ils furent l'objet. Pour ceux, comme Larrey, Chaptal, Corvisart, etc., dont la vie a été bien étudiée, nous nous contenterons de rappeler seulement leurs titres et qualités.

Auvity.

Jean-Abraham Auvity naquit à Troyes le 5 novembre 1754. Dès la fin de ses études, il acquit une grande réputation ; bientôt membre du Collège et de l'Académie Royale de Chirurgie de Paris, chirurgien de l'hôpital des Enfants-Trouvés, son habileté opératoire et sa profonde connaissance de la pathologie infantile lui valurent le poste, alors très recherché, de chirurgien des Enfants de France et la croix de chevalier de la Légion d'honneur le 29 décembre 1811.

A la réorganisation des études médicales, il devint successivement membre de la Faculté de Médecine de Paris, du Comité central de vaccine et chirurgien en chef de la Maternité.

Par décret du 1er janvier 1812, Napoléon lui fit don d'une rente de 4000 francs sur l'Illyrie [1] et par lettres patentes données à Saint-Cloud du 2 avril de la même année, il le créa chevalier de l'Empire avec les armoiries suivantes :

D'azur à deux palmes en sautoir d'argent, surmontées en chef au deuxième point d'une étoile d'or, flanquées et accompagnées en pointe de trois têtes d'enfants nouveau-nés de carnation, les deux

---

1. Napoléon faisait fréquemment des donations sur les domaines considérables qu'il s'était réservés dans les pays conquis : canaux, octrois, etc. ; ces donations, bien que marchant souvent avec les titres qu'il concédait, ne les impliquaient nullement ; beaucoup de donataires ne furent jamais anoblis.

*flancs affrontées et celle de la pointe de fasce ; cham-
pagne du tiers de l'écu de gueules, chargée* du signe
des chevaliers légionnaires [1].

Pour livrées : *les couleurs de l'écu* [2].

Auvity mourut comme l'Empereur dans le courant
de l'année 1821.

Nous possédons de lui deux mémoires : le premier,
sur le sclérème des nouveau-nés (question que la Société royale de chirurgie avait mise au concours dans
sa séance du 28 août 1787), lui valut une médaille d'or
de 300 livres [3] ; le second, sur le durcissement du tissu
cellulaire, parut en 1788.

Barailon.

Jean-François Barailon, fils de Joseph Barailon, sei-
gneur de Gandouly, naquit à Chambon (Creuse), le
12 janvier 1745.

Agréé comme médecin en la châtellenie de Chambon,
à Lepeau, le 5 décembre 1770, élu en l'élection d'E-
vaux-en-Combrailles le 5 août 1772, il devint juge de
paix en 1790. Député à la Convention le 6 septembre
1792, il siégea parmi les modérés et vota pour la dé-
tention de Louis XVI et son exil à la fin de la guerre
en disant : « Je ne crois pas être ici pour juger des
criminels, ma conscience s'y refuse...... mais, pour
prouver en même temps à toutes les *Altesses* possibles
que je les regarde comme une surcharge, comme une

---

1. Le signe héraldique des chevaliers légionnaires est : *une
pièce honorable de gueules, chargée d'une croix d'argent à cinq
doubles branches,* et les ornements extérieurs : *une toque de velours
retroussée de sinople, surmontée d'une aigrette d'argent.*

2. Archives nationales : *CC.*, volume 253, f° 52.

3. MAC-AULIFFE : In *France Médicale*, 1901, p. 231.

souillure dans le pays d'égalité, je demande dans cette séance à jamais mémorable la peine de l'ostracisme contre tous les Bourbons sans exception et contre tout ce qui a porté le titre de prince de France. »

Au début de l'an III il fit appel aux sentiments humanitaires de l'Assemblée en faveur des prêtres détenus, puis proposa que le 21 janvier, jour anniversaire de l'exécution de Louis XVI, devînt une fête patriotique. Nommé par le département de la Creuse au Conseil des Cinq-Cents le 21 vendémiaire an IV, Barailon approuva le 18 fructidor ; élu le 24 germinal an VII au conseil des Anciens par le même département, il adhéra au 18 brumaire.

Dévoué dès lors à Bonaparte, il fit partie du Corps Législatif en l'an VIII et en devint président en 1801 ; rentré dans la vie privée en 1806, il fut nommé substitut du procureur impérial à Chambon.

C'est à Barailon que l'on est redevable du décret qui réunit aux Facultés de médecine de Strasbourg et de Montpellier les jardins botaniques de ces deux villes. Les mesures très violentes qu'il proposa le montrent comme un exalté et un sectaire, bien qu'il fût d'un naturel doux et bon. Il était à la tête des médecins qui soignaient les blessés du 13 vendémiaire an IV.

Devenu procureur impérial en 1810, le farouche jacobin de jadis reçut le titre de chevalier de l'Empire par lettres patentes du 21 février 1814, données au palais des Tuileries et signées de la régente Marie-Louise.

Il portait : *Parti, au 1 de gueules chargé en abîme d'un E d'argent surmonté d'un filet alaisé mis en fasce du même et accompagné de six palmes de sinople posées en orle ; au 2 d'azur à une verge de sable accolée d'un serpent d'or ; champagne d'azur du tiers de l'écu, chargée du signe des chevaliers de* l'Ordre de la Réunion [1], *brochant sur le parti* [2].

Pour livrées : *les couleurs de l'écu, le vert en bordure seulement.*

Rallié aux Bourbons en 1814, Barailon complimente en 1815 comme président du collège électoral de la Creuse Napoléon à son retour de l'île d'Elbe.

Il mourut à Chambon le 14 mars 1816, laissant un certain nombre d'études médicales sur les fièvres et les hydropisies et un travail assez considérable intitulé : *Recherches sur plusieurs monuments anciens du Centre de la France.* On lui doit aussi une monographie de Néris.

Bertholet.

Claude-Louis Bertholet naquit à Tailloires (Savoie), le 9 décembre 1748.

Naturalisé français en février 1788, il fut reçu docteur en médecine peu après devant la Faculté de Paris et devint dans la suite médecin du duc d'Orléans.

Elu à l'Académie des sciences grâce à ses remarquables travaux comme chimiste, il fut nommé professeur de chimie à l'Ecole Polytechnique le 19 brumaire an III.

Bertholet fit partie de l'espèce de petite cour que le

---

1. Qui est : *Une pièce honorable d'azur chargée d'une étoile d'or à douze rais.*

Un décret du 13 décembre 1810 prononça la réunion de la Hollande à l'Empire Français et la suppression, par suite, de tous les ordres de chevalerie de ce pays. Pour les remplacer, Napoléon créa le 18 octobre 1811 un ordre unique sous le nom d'ordre impérial de la Réunion (*Bulletin de 1812, p. 27*). Un nouveau décret du 9 mars 1812 régla la forme de la décoration, son signe héraldique et la prestation de serment des membres de l'Ordre. Louis XVIII, par ordonnance du 28 juillet 1815, abolit l'ordre de la Réunion.

2. Archives nationales : *CC., volume 254, f° 315.*

général Bonaparte avait autour de lui en Italie durant la campagne de 1796 et fut chargé de recruter les jeunes savants qui devaient accompagner l'expédition d'Egypte ; c'est de cette époque que date l'estime que Napoléon, dont il devint un des familiers, lui conserva toujours.

Durant cette pénible campagne, il partagea la rude vie des soldats qu'il accompagnait et le baron Larrey, dans ses mémoires, nous le montre en compagnie de Monge, manœuvrant bravement le canon comme un simple artilleur et se défendant à l'arme blanche contre les Arabes durant la marche de la flottille du Nil sur Chebreiss et rapporte sur lui l'anecdote suivante : Au plus fort du combat, Monge le vit avec étonnement remplir ses poches de pierres et de mitraille. Il lui en demanda le motif : « Ne voyez-vous pas que nous sommes perdus, répond Bertholet, c'est afin de rester au fond de l'eau si je suis tué [1]. »

Membre de l'Institut d'Egypte, fondé le 20 août 1798, il habitait en cette qualité le palais de Hassan-Kachef au Caire, où se tenaient les séances de cette assemblée. Bertholet suivit Bonaparte dans l'expédition scientifique que ce dernier organisa vers l'isthme de Suez et nous le voyons faire très courageusement des expériences sur le Natron au bord du lac de ce nom dans un pays infesté d'Arabes assassins et pillards [2].

Avant de rentrer en France il eut la douleur de recueillir le dernier soupir du général Caffarelli, qu'il avait soigné avec la plus grande sollicitude.

Devenu empereur, Napoléon n'oublia pas Bertholet qui, membre du Sénat conservateur en nivôse an VIII, membre de la Légion d'honneur en vendémiaire

---

1 et 2. TRIAIRE : *Dominique Larrey et les campagnes de la Révolution et de l'Empire (1768-1842)*. Tours, Mame et fils, 1902.

an XIII, grand-officier le 25 prairial suivant[1], reçut, le 19 mars 1808, une donation de mille francs de rente en Westphalie ; il était alors sénateur titulaire de la sénatorerie de Montpellier et chevalier de l'Ordre royal (d'Italie) de la couronne de fer [2].

Enfin, par lettres patentes du 26 avril 1808 datées de Bayonne, Bertholet fut créé comte de l'Empire, avec pour armoiries :

Écartelé : au 1, des comtes sénateurs [3] ; *au 2, de gueules à l'ibis d'or ; au 3, de gueules au chien d'or triomphant ; au 4, d'azur à l'appareil chimique d'argent* [4].

Pour livrées : *Bleu, jaune, rouge.*

Bertholet vota en 1814 la déchéance de Napoléon qui l'avait comblé d'honneurs.

Pair de France à vie par l'ordonnance royale du 4 juin 1814, pair héréditaire le 19 août 1815, Louis XVIII le fit comte-pair héréditaire le 31 août 1817, et, par lettres patentes du 26 décembre 1818, lui confirma son titre sur majorat-pairie et modifia ainsi ses armes de comte de l'empire :

D'azur à un appareil chimique d'argent ; parti de gueules à un ibis d'or ; coupé de gueules à un levrier rampant et accolé d'or [5].

---

1. Dr Robinet: *Dict. biog. et hist. de la Révolution et de l'Empire,* I, p. 169.

2. Archives nationales : *CC. volume,* 240, f° 61.

3. Le signe héraldique des comtes sénateurs de l'Empire est : *un franc quartier d'azur chargé d'un miroir d'or en pal, après lequel se tortille et se mire un serpent d'argent, et les ornements extérieurs : Toque de velours noir, retroussée de contre-hermine avec porte-aigrette or et argent, surmontée de cinq plumes, accompagnée de quatre lambrequins, les deux supérieurs en or, les deux autres en argent.*

4. Archives nationales : *CC., volume* 240, f° 61.

5. Vicomte Révérend: *Titres, anoblissements et pairies de la Restauration,* t. I, p. 206.

Bertholet mourut à Arcueil le 6 novembre 1822. Dans le procès du maréchal Ney, il avait voté pour la déportation et en défendant à la Chambre Haute les libertés octroyées par la charte, Bertholet s'était efforcé de faire oublier son ingratitude envers son impérial bienfaiteur.

Bourdois de la Mothe.

Edme-Joachim Bourdois de la Mothe naquit à Joigny le 24 septembre 1754 et fit ses études médicales à l'ancienne Faculté de Paris dont il devint un des docteurs-régents. Médecin de la Charité, où il étudia spécialement les accidents du saturnisme, le comte de Provence, plus tard Louis XVIII, le prit pour médecin ordinaire et le nomma chef de son cabinet d'expériences ; il était en même temps médecin de Madame Victoire, fille de Louis XV et tante du Roi.

Toutes ces attaches royalistes lui valurent d'être écroué à La Force pendant la Terreur. Il ne sortit de cette prison que grâce au dévouement de sa femme pour aller prodiguer ses soins en Italie à l'armée de Bonaparte ; c'est de cette époque que date la bienveillance que ce dernier lui témoigna toujours et dont il s'autorisa sous le Consulat pour lui demander, au nom des médecins de Paris, le rétablissement des corporations [1]. Choisi en 1805 comme médecin du ministère des Affaires étrangères, Bourdois conserva cette fonction jusqu'en 1815 ; il eut ainsi comme clients la plupart des ambassadeurs alors accrédités en France.

C'est à propos de l'un d'eux, Asker-Kan, ambassadeur de Perse, qu'arriva à Barbé-Marbois, président de la Cour des Comptes, la petite histoire burlesque que nous empruntons au docteur Triaire :

---

1. TRIAIRE : *Dominique Larrey, etc., pp. 346 et 347.*

« (Asker-Kan) fut le héros d'une aventure comique
qui fit rire tout Paris et à laquelle fut mêlé le président
de la Cour des Comptes, Barbé-Marbois. S'étant trouvé
indisposé, Asker-Kan fit demander le docteur Bourdois
de la Mothe... L'entourage se trompa, et, abusé par
la désinence des noms, fit prier Marbois de se rendre
auprès de l'ambassadeur. Etonné, mais pensant que le
Persan peut désirer s'entretenir avec un haut fonction-
naire tel que lui, le président défère à l'invitation qui
lui est adressée. Dès son arrivée, Asker-Kan lui tend
la main et lui tire la langue, sans autre cérémonie.
Surprise de Marbois, serrant respectueusement le poi-
gnet qui lui est offert et s'inclinant profondément,
mais sans comprendre. A ce moment entrent quatre
valets qui lui présentent un vase dont la nature et le
contenu ne peuvent être équivoques. Rouge de colère,
le haut magistrat se lève et demande des explications.
De celles-ci, il résulte qu'on l'a pris pour Bourdois et
qu'il est victime de la parité de désinence de son nom.
Il sort confondu [1]. »

Bourdois de la Mothe fut nommé médecin des épi-
démies dans le département de la Seine en 1807, conseiller de l'Université en 1810, enfin médecin du roi de
Rome. Ce titre lui valut la clientèle de toute la cour
impériale et une haute situation sous la Restauration.

Larrey nous dit dans ses mémoires que sa qualité
de médecin du prince de Talleyrand lui donna un moment une influence considérable. C'était après Iéna ;
Napoléon remaniait la carte d'Allemagne et tous les
princes des bords du Rhin, qui étaient accourus à Paris
pour défendre leurs intérêts, feignaient d'être malades
afin d'appeler Bourdois et de l'intéresser à leur cause.
« Ce fut aussi, ajoute Larrey, celui de nous tous qui a
reçu le plus de riches tabatières et c'est avec le produit

---

1. TRIAIRE : *Dominique Larrey*, etc., *pp. 428 et 429.*

de leur vente qu'il a acheté son beau château de Marne [1]. »

Membre de la Légion d'honneur le 29 décembre 1811, il reçut le 1er janvier 1812 une dotation de quatre mille francs de rente sur l'Illyrie, et, par lettres patentes du 27 février de la même année données au palais de l'Elysée, il devint chevalier de l'Empire avec les armes suivantes :

Parti d'azur et d'argent, l'azur à un portique ouvert à deux colonnes, surmonté d'une grue avec sa vigilance, le tout d'or ; l'argent à trois barres d'azur ; le tout soutenu d'une champagne du tiers de l'écu de gueules, chargée du signe des chevaliers légionnaires [2].

Pour livrées : *les couleurs de l'écu.*

Louis XVIII, par lettres patentes du 20 décembre 1817, confirma en sa faveur le titre de chevalier héréditaire en modifiant ses armes ainsi qu'il suit :

Parti de gueules et d'argent : le gueules à l'aigle d'argent membré et becqué d'or ; l'argent à trois bandes d'azur [3].

Le roi prit Bourdois de la Mothe pour médecin ordinaire, et Charles X lui continua la même faveur.

Bourdois de la Mothe est mort à Paris le 7 décembre 1837[4], ne laissant, à notre connaissance, qu'une seule brochure médicale : *Dissertation sur les effets de l'extrait de ratanhia dans les hémorragies, 1808.* Il avait été élu membre de l'Académie de Médecine dès sa fondation.

---

1. *Ibidem, p. 716.*

2. Archives nationales : *CC.*, volume 252, f° 299.

3. Vicomte RÉVÉREND : *Titres, anoblissements et pairies de la Restauration, t. I, p. 307.*

4. PARISET, secrétaire perpétuel de l'Académie de Médecine, prononça son éloge.

Dans une biographie des médecins de l'époque, nous lisons à son nom :

« Bourdois de la Mothe, membre de l'Académie royale de médecine, médecin consultant du Roi, etc., etc., rue Royale-St-Honoré, n° 5, homme bien pensant, en très bonne odeur près les ministres, et totalement inconnu dans le monde savant [1]. »

Bousquet [2].

Pierre Bousquet naquit à Estaing (Aveyron) le 26 mars 1766. Reçu chirurgien à Montpellier en 1788 [2], il débuta comme chirurgien-major au 25e régiment d'infanterie. Membre de la Légion d'honneur [3] par décret impérial du 14 mars 1806, Bousquet devint dans la suite chirurgien en chef des armées françaises, et, par lettres patentes du 16 mai 1813, données à Dresde, il reçut, avec le titre de chevalier de l'Empire, les armes suivantes :

De sable, à l'épée haute en pal d'or accolée d'un serpent d'argent ; fasce du tiers de l'écu de gueules, au signe des chevaliers légionnaires brochant sur le tout [4].

Pour livrées : *les couleurs de l'écu.*

Boyer.

Alexis Boyer naquit à Uzerche (Corrèze) le 27 mars 1760. Il commença par être chirurgien-barbier et ar-

---

1. *Biographie des médecins français vivants et des professeurs des Ecoles, par un de leurs confrères, docteur en médecine. Paris, 1826, p. 131.*

2. *Dict. des médecins, chirurgiens et pharmaciens français, légalement reçus avant et depuis la fondation de la République Française. Paris, an. X.*

3. On ne disait pas chevalier à cette époque.

4. Archives nationales : *CC., volume 254, f° 61.*

riva, par son seul mérite, aux plus hautes situations. Il
ne devait pas prévoir une carrière aussi brillante, lorsqu'en compagnie du futur baron Larrey et des autres
élèves du Collège de Chirurgie, il donnait l'assaut à la
Bastille [1].

Successivement premier chirurgien de Napoléon,
Louis XVIII, Charles X et Louis-Philippe, chirurgien
de la Charité, il occupa avec talent une chaire à la
Faculté de Médecine et fit de bonne heure partie de
l'Académie des Sciences.

Par décret du 15 août 1809 et lettres patentes du 31
janvier 1810, Napoléon voulut reconnaître ses services
et lui donna le titre de baron de l'Empire avec une
rente de quatre mille francs sur l'Illyrie, que Boyer
reçut comme étrennes le 1er janvier 1812.

Le baron Boyer portait :

*Écartelé : au 1, d'azur à la main appaumée d'or ;
au 2, des barons officiers de la maison de l'Empereur[2] ;
au 3, de gueules à la verge en pal d'or tortillée d'un
serpent d'argent ; au 4, d'azur au coq d'or, crêté de
gueules[3].*

Pour livrées : *Blanc, bleu, rouge et jaune.*

Devise moderne : *Ingenio et Manu* [4].

Le baron Boyer, très attaché aux anciennes méthodes
chirurgicales, a laissé beaucoup de travaux dont la
liste trop longue ne saurait être rapportée dans cet

---

1. TRIAIRE : *Dominique Larrey, etc.*, p. 16.
2. Qui est : *De gueules au portique ouvert à deux colonnes
surmontées d'un fronton d'argent, accompagné des lettres initiales D. A. du même.* — Les lettres D. A. signifient *Domus Al-
tissima.* — Les ornements extérieurs des barons militaires sont :
*Une toque de velours noir retroussée de contre-vair, avec porte-
aigrette en argent, surmontée de trois palmes, accompagnée de
deux lambrequins d'argent.*
3. Archives nationales : CC., volume 245, fo 238.
4. A. GEORGEL : *Revue hist., biog. et nob.,* 1869, p. 454.

article. Il mourut le 25 novembre 1833. Son fils fut comme lui chirurgien de la Charité.

La petite biographie médicale de 1826 donne sur Boyer les renseignements suivants:

« Boyer, membre de l'Académie Royale de Médecine, chirurgien en chef de la Charité, professeur de la Faculté de Médecine, etc., etc., en son bel hôtel, rue de Grenelle-Saint-Germain, n° 9. Le gros, le gras et le bon Boyer manifesta de très bonne heure un goût décidé pour l'étude de la médecine; mais son manque absolu de fortune semblait opposer un obstacle invincible à ce puissant penchant. Du nombre de ces hommes qui savent si bien mettre en pratique le précepte si connu aujourd'hui : *Parvenons, n'importe par quels moyens*, notre docteur prit le parti, pour faire ses études [1] médicales, d'aller raser la barbe en ville et de partager le fruit du travail d'une aimable blanchisseuse, qu'il eut ensuite la générosité d'épouser : soit dit à sa louange! Considéré comme opérateur, M. Boyer tient le premier rang parmi tous ceux que l'on connaisse; comme professeur, il s'exprime très mal; comme auteur, il est assommant; comme citoyen, c'est la palme des vertus ; comme politique, c'est un digne libéral. »

Le gendre du baron Boyer, Roux, succéda à Dupuytren comme professeur de clinique : c'était un opérateur malheureux, « poursuivi, dit Larrey, par une fatalité chirurgicale de méfaits , de revers et de morts » [2].

---

1. *Biographie des médecins français vivants et des professeurs des Écoles, par un de leurs confrères, docteur en médecine. Paris, 1826, p. 26.*

2. TRIAIRE: *Dominique Larrey, etc., p. 714.*

Boysset.

Jean-Baptiste Boysset, fils à Guillaume, marchand, et à dame Marie Périer, naquit à La Roquebrou (Cantal) le 30 novembre 1758 [2]. Médecin aux armées, membre de la Légion d'honneur le 28 septembre 1809, il reçut le titre de chevalier de l'Empire par lettres patentes du 26 avril données au palais de Saint-Cloud.

Il portait : *De sable, à l'épée haute en pal d'argent montée d'or tortillée d'un serpent de sinople et acostée de deux étoiles d'or ; bordure du tiers de l'écu de gueules au signe des chevaliers légionnaires, posé au deuxième point en chef* [2].

Pour livrées : *les couleurs de l'écu, le vert en bordure seulement.*

Boysset fut confirmé dans son titre de chevalier par ordonnance royale de 1814.

Son petit fils, avocat, a été député au Corps législatif, en 1850, pour le département de Saône-et-Loire.

Broussonnet.

Jean-Louis-Victor Broussonnet naquit à Montpellier le 17 août 1771 ; son père, médecin et botaniste distingué, joua un certain rôle à l'Assemblée législative ; son grand-père, Broussonnet des Terrasses, fut un des meilleurs médecins de Montpellier au milieu du xviiie siècle ; il passa lui-même sa thèse de doctorat devant la Faculté de Montpellier le 4 novembre 1790.

Chirurgien en chef de l'hôpital de cette ville, Broussonnet devint membre de la Légion d'honneur le

---

1. *C'est par erreur que ses lettres patentes l'appellent Jean Guillaume et le font naître le 15 avril.* (Voir Archives communales de La Roquebrou.)

2. Archives nationales : *CC., volume 251, f° 258.*

25 octobre 1810 et, par lettres patentes du 19 janvier 1812, il reçut avec le titre de chevalier de l'Empire les armes suivantes :

Parti : au 1, d'azur à une bande componée d'or et de gueules, chargée de deux étoiles d'or sur le gueules et accompagnée en chef d'une étoile du même; au 2, de sable à l'épée haute en pal d'or accolée d'un serpent tortillant d'argent; bordure du tiers de l'écu de gueules au signe des chevaliers légionnaires posé au deuxième point en chef[1].

Pour livrées : *les couleurs de l'écu.*

Membre du collège électoral de l'Hérault, professeur de clinique, Broussonnet fut élu peu après doyen de la Faculté de Médecine de Montpellier.

Il avait été autorisé, par décret du 3 novembre 1814, à substituer à son nom celui de *Briconnet* sous lequel un de ses ancêtres, Guillaume Briconnet, avait été anobli le 17 juillet 1704[2].

Louis XVIII, par lettres patentes du 16 décembre 1814, le confirma, sous le nom de Briconnet, dans son titre de chevalier en apportant les modifications qui suivent à ses armes :

D'azur à la bande componée d'or et de gueules de cinq pièces, le premier compon chargé d'une étoile de la Légion d'honneur et la bande sénestrée en chef d'une étoile aussi d'or[3].

Il reçut vers la même époque la croix de chevalier de l'Ordre de Saint-Michel[4].

Broussonnet mourut à Montpellier le 17 décembre 1846, laissant un fils qui devint professeur agrégé à la

---

1. Archives nationales : *CG.*, volume 250, f° 255.
2. Bibliothèque de l'Arsenal : *Manuscrit 6322.*
3. Vicomte Révérend : *Titres, anoblissements et pairies de la Restauration, I*, 350.
4. *Ibidem.*

Faculté de médecine de cette ville ; ses descendants reprirent le nom de Broussonnet à la chute de Charles X.

Cabanis.

Pierre-Jean-Georges Cabanis naquit à Salaguet (Corrèze) le 5 juin 1757 ; élève du collège de Brive, il quitta le Limousin après de brillantes études classiques et arriva à Paris, bien décidé à devenir un des plus grands poètes de son temps. Mais, hélas ! il éprouva force déboires et il nous a laissé les vers d'adieu qu'il adressa à la Muse en 1787 sous le titre de : *Serment d'un médecin :*

..... Je jure qu'à mon art obstinément livrée
Ma vie aux passions n'offrira nulle entrée ;
..... Je jure que jamais l'intérêt ni l'envie
Par leurs lâches conseils ne souilleront ma vie ;
. . . . que mes soins consolants
Appartiendront surtout au malheur solitaire
Et du pauvre d'abord trouveront la chaumière ;

. . . .

Je jure encor, fidèle à mon saint ministère,
Je jure, au nom des mœurs, que mon respect austère
Ne laissera jamais mes désirs ni mon cœur
S'égarer hors des lois que chérit la pudeur.

(Puis, s'adressant à Dieu en l'invoquant :)

..... Vers les jours éternels qu'entraîné sans terreur,
Dans l'espoir de mourir je trouve encore des charmes
Et que ma tombe au moins reçoive quelques larmes [1].

Dès ce moment pour raconter en détail la vie de Cabanis, il faudrait un volume [2] : médecin, physiolo-

---

1. Œuvres posthumes de Cabanis. Paris, 1825 : *tome V, pp. 453 et suivantes.*

2. Le docteur François Labrousse vient de nous donner, comme thèse inaugurale, une étude biographique sur Cabanis : *Quelques*

giste remarquable, homme politique, ami de Turgot et de Mirabeau, membre de l'Institut, sénateur de l'Empire, son existence est intimement mêlée à l'histoire intérieure de la France de 1789 à 1808.

Cabanis reçut le 26 avril 1808 le titre de comte de l'Empire et les lettres patentes lui donnent pour armoiries :

D'argent, à la balance soutenue par une verge embrassée d'un serpent, le tout de sable; franc-quartier de comte sénateur [1], *à dextre, brochant au quart de l'écu* [2].

Pour livrées : *jaune, bleu, noir et blanc.*

Cabanis était commandant[3] de la Légion d'honneur; il ne jouit pas longtemps de son titre et mourut à Rueil-Serdincourt [4], près de Meulan, le 6 mai 1808, sans laisser d'enfants de son mariage, contracté en 1796, avec la sœur du maréchal de Grouchy et de Mme de Condorcet.

Son corps fut embaumé au château de Rueil et transporté au Panthéon, tandis que son cœur était déposé à Auteuil [5].

---

notes sur un médecin philosophe de la Faculté de Paris, P.-J.-G. Cabanis (1757-1808). Paris, Michalon, 1903, et notre érudit confrère et ami le Dr Prieur en a fait la critique dans le numéro *du 25 juin 1903 de la France Médicale.*

1. Qui est : *un franc-quartier d'azur chargé d'un miroir d'or en pal, après lequel se tortille et se mire un serpent d'argent.*

2. Archives nationales : *CC., volume 240, f° 107.*

3. On disait ainsi alors. — Louis XVIII, par ordonnance royale de 1816, changea le mot commandant en celui de commandeur.

4. Rueil Scraincourt, département de Seine-et-Oise.

5. Dr H. DROUET : *in Chronique Médicale, 1901, pp. 780 et suivantes.*

Cadet de Gassicourt [1].

Charles-Louis Cadet de Gassicourt, naquit à Paris le 3 janvier 1769 ; il était fils de Louis-Claude Cadet-Gassicourt, membre de l'Institut.

Avocat en 1787, pharmacien, Cadet de Gassicourt s'enthousiasma pour les idées nouvelles ; c'est lui qui commandait le 13 vendémiaire la section du Mont-Blanc, à la tête de laquelle il marcha sur la Convention ; condamné à mort le 17 par un conseil de guerre, il dut se cacher dans une usine du Berry ; plus tard son procès fut révisé et le tribunal criminel de la Seine prononça son acquittement.

Reprenant alors sa profession de pharmacien, Cadet de Gassicourt devint pharmacien de l'Empereur et reçut une rente de deux mille francs sur Trasimène le 15 août 1809 [2].

Chevalier de l'Empire par lettres patentes du 15 juillet 1810, données au palais de Rambouillet, il portait [3] :

D'argent au palmier terrassé de sinople fruité d'or, adextré et senestré d'un rejeton aussi de si-

---

1. *Bien que Cadet de Gassicourt ne soit ni médecin ni chirurgien, nous avons cru devoir citer ici le seul pharmacien anobli par Napoléon.*

2. Cadet de Gassicourt, dans son *Voyage en Autriche*, a propagé la légende qui dit que le maréchal Lannes mourant adressa des reproches à Napoléon sur son ambition et les fautes qu'elle lui avait fait commettre et le conjura de mettre fin à la guerre ; mais, écrit le Dr Triaire, Cadet de Gassicourt n'était pas présent et le récit qu'il fait de la mort de Lannes n'offre aucun caractère d'authenticité ; il suffit du reste de faire remarquer que le maréchal n'était guère en état de se livrer à de semblables adjurations.

C'est Cadet de Gassicourt, aidé de son élève Fortin, qui, sous la direction de Larrey, embauma le corps, au château de Schœnbrun, opération où il réussit fort bien et que Triaire raconte en détail. (Triaire : *Dominique Larrey, etc., pp.477 et 484.*)

3. Archives nationales: *CC., volume 248, f° 212.*

nople, celui de senestre plus élevé ; champagne de gueules au signe des chevaliers non légionnaires [1].

Pour livrées : *les couleurs de l'écu.*

Cadet de Gassicourt mourut le 22 novembre 1821 [2]. Plusieurs de ses descendants ont été des médecins remarquables [3].

Chaptal.

Jean-Antoine-Claude Chaptal naquit à Saint-Pierre-de-Nogaret (Lozère) le 4 juin 1756. Il commença en 1774 ses études médicales à Montpellier, sous la direction d'un de ses oncles, Claude Chaptal, médecin dans cette ville.

Le 1er mai 1777, il passa sa thèse de doctorat, dont le titre seul révèle le caractère sérieux et réfléchi du jeune médecin :

Coup d'œil physiologique sur les sources des différences parmi les hommes au point de vue de la culture des sciences. Peu après Chaptal fut pourvu de la chaire de chimie expérimentale à la Faculté de Médecine de Montpellier; mais il quitta bientôt cette ville et vint se fixer à Paris vers 1798 [4].

Sa vie politique est bien connue et nous ne croyons pas devoir y insister. Conseiller d'État, ministre, législateur, Chaptal, par lettres patentes de 26 avril 1808, données à Bayonne, reçut le titre de comte de l'Empire avec, pour armoiries :

---

1. Qui est : *une pièce honorable de gueules chargée d'un anneau d'argent.*

2. Sa pharmacie se trouvait en 1802, rue Saint-Honoré, à Paris. (*Bibl. Nat.*, *imprimés* T° 5.)

3. Voir à ce sujet : L. G. TORAUDE. *Étude scientifique, critique et anecdotique sur les Cadet, avec notes biographiques et historiques sur les Cadet de Gassicourt.* Paris, 1902.

4. Voir pour plus de détails : A. BÉCHAMP. *Éloge de Chaptal ;* et *La Chronique médicale de 1902,* pp. 380 et suivantes.

De gueules à une tour d'or, maçonnée de sable, accostée de quatre étoiles d'argent posées en pal, deux à dextre, deux à senestre, surmontée à senestre d'une vigne de sinople fruitée d'or [1].

Pour livrées : *jaune, blanc, rouge, bleu et noir.*

Chaptal était alors sénateur, l'un des quatre officiers du Sénat, grand officier de la Légion d'honneur, membre de la première classe de l'Institut de France [2].

Par décret du 6 novembre 1809, il fut autorisé à former un majorat sur le domaine de Chanteloup à lui adjugé en la préfecture d'Indre-et-Loire le 12 thermidor an X (31 juillet 1802) et situé dans les communes de Saint-Denis-d'Amboise et de Nazelles, d'un revenu annuel de onze mille six cent soixante-cinq francs.

Le 25 mars 1810, il reçut de nouvelles lettres patentes données au palais de Compiègne, le créant comte de Chanteloup avec la mention empruntée par Napoléon à l'ancien registre : *Car tel est notre bon plaisir* [3].

Dans ces lettres patentes, il n'est pas fait mention d'armoiries nouvelles. Chaptal conserva les siennes en y ajoutant simplement le franc quartier des comtes sénateurs de l'Empire qui est : *d'azur, chargé d'un miroir d'or en pal, après lequel se tortille et se mire un serpent d'argent.*

Un de ses ancêtres avait reçu en 1787 des lettres de noblesse avec les mêmes armes que dessus, moins la vigne et naturellement le franc-quartier [4]. Membre de la Chambre des pairs en 1819, Chaptal fit partie de la Haute-Assemblée jusqu'à sa mort, survenue à Paris le 29 juillet 1832.

---

1. Archives nationales : *CC.*, *volume 240, f° 38.*
2. *Ibid. : CC., volume 246, f° 16.*
3. *Ibidem.*
4. Vicomte Révérend : *Armorial de l'Empire, I, 205.*

Chifoliau.

Didier-Auguste Chifoliau naquit à Saint-Malo le 20 juin 1757. Médecin militaire, il arriva très vite au grade de médecin principal des armées françaises; membre de la Légion d'honneur du 16 mars 1809; chevalier de l'Empire par lettres patentes données à Paris le 31 décembre 1809, ses armes furent :

D'azur au pal d'or, chargé d'un bâton de sable, accolé d'un serpent du même; champagne du tiers de l'écu de gueules, chargée du signe des chevaliers légionnaires [1].

Pour livrées : *Bleu, rouge, noir et blanc.*

Corvisart.

Jean-Nicolas Corvisart-Desmarets naquit à Dricourt (Ardennes) le 15 février 1755. Sa vie et ses œuvres ont été bien étudiées dans de nombreuses biographies, aussi ne citerons-nous que ses titres :

Premier médecin de l'Empereur; professeur à l'Ecole de Médecine; officier de la Légion d'honneur; baron de l'Empire par décret du 28 octobre 1808 et lettres patentes du 27 novembre suivant données au camp d'Arandu et Duero, avec, pour règlement d'armoiries :

Ecartelé : au 1, d'or, au cœur de gueules en abîme; au 2, des barons tirés des corps savants [2] ; *au 3, de gueules au lion rampant d'argent; au 4, d'or à la verge de sable tortillée d'un serpent de sinople* [3].

Pour livrées : *bleu, blanc, jaune et rouge.*

Corvisart reçut de plus le 6 août 1810 une rente de

---

1. Archives nationales : *CC.*, *volume 245, f° 146.*
2. Qui est : *de gueules à la palme d'argent en bande.*
3. Archives nationales : *CC., volume 242, f° 222.*

dix mille francs sur le département de l'Arno. Il mourut le 18 septembre 1821. Son titre de baron a été relevé par un de ses neveux, médecin de l'empereur Napoléon III [1].

Damelincourt.

Jean-Baptiste Damelincourt, *aliàs* d'Hamelincourt, naquit à Maurepas (Somme) le 18 octobre 1771. Simple chirurgien major au 33e régiment d'infanterie, membre de la Légion d'honneur le 1er octobre 1807, Napoléon, par lettres patentes données au palais de Saint-Cloud le 24 août 1811, lui conféra le titre de chevalier avec les armes suivantes :

D'azur au coq d'or, surmonté de deux étoiles en fasce d'argent et soutenu d'une champagne du tiers de l'écu de gueules. Au signe des chevaliers légionnaires [2].

Pour livrées : *les couleurs de l'écu.*

Dubois.

Antoine Dubois naquit à Gramat (Lot) le 17 juillet 1756. Ses biographies sont nombreuses, et nous nous contenterons de rappeler ses titres : Inspecteur du service de santé, envoyé en mission dans la Catalogne en 1795, il fit ensuite partie de l'expédition d'Egypte. Membre de l'Institut créé au Caire par Bonaparte, il rentra bientôt en France, malgré les instances du général en chef, et le retard, que ses démarches pour partir occasionnèrent, lui sauva la vie ; le premier navire qu'il devait monter ayant fait naufrage sur les côtes d'Italie, l'équipage fut massacré par les Napolitains [5].

1. Vicomte Révérend : *Armorial de l'Empire,* I, p. 251.
2. Archives nationales : *CC.*, volume 252, f° 139.

Chirurgien consultant de l'Empereur après Eylau, il fut ensuite premier accoucheur de l'Impératrice et professeur à la Faculté de Médecine de Paris. Dubois reçut le 1er janvier 1812 une rente de quatre mille francs sur l'Illyrie et, par décret du 24 mars de la même année et lettres patentes du 23 avril suivant, il devint baron de l'Empire.

Le baron Dubois portait :

Coupé ; au 1 parti : à dextre, de sinople à la fleur de lotus d'argent, à senestre des barons officiers de la maison de l'empereur [1] ; *au 2, d'or, à la louve au naturel, allaitant un enfant de carnation, le tout soutenu d'une terrasse de sinople* [2].

Pour livrées : *les couleurs de l'écu, le vert en bordure seulement.*

Ce sont là des armes parlantes, ou plutôt commémoratives : la louve rappelle que Dubois assista comme accoucheur à la naissance du roi de Rome, et le lotus est un souvenir de la campagne d'Egypte [3].

La petite biographie médicale de 1826 nous donne sur lui les détails suivants :

« Dubois (le Célèbre), rue des Fossés-Monsieur-le-Prince, n° 12. Appelé jeune encore, par son mérite personnel, à la chaire de chirurgie près la Faculté, M. Dubois s'y distingua de la manière la plus éminente comme opérateur, comme professeur et comme examinateur. Napoléon, auprès duquel le génie se trouvait toujours si bien placé, le choisit pour accoucher l'Impératrice, et chacun sait quel talent il fallut pour amener à bon port le petit prince, vu l'extrême difficulté du cas. Toutes les fois que M. Dubois fut appelé

---

1. Triaire : *Dominique Larrey, etc., passim.*

2. Qui est : *de gueules au portique ouvert à deux colonnes surmontées d'un fronton d'argent accompagné des lettres initiales D. A. du même.*

3. Archives nationales : *GG., volume 253, f° 31.*

dans les collèges électoraux, il employa énergiquement sa puissante influence pour donner à la nation des représentants dignes d'elle.

« Il fut toujours l'ami intime de tous ses confrères, le père et le protecteur de tous ses élèves. Tant de vertus et d'indépendance de caractère devaient nécessairement déplaire aux ennemis des lumières, et un acte de l'autorité arracha cet illustre professeur à l'Ecole qui gémit encore sur cette perte à jamais irréparable.Mais, vertueux citoyen, console-toi d'une injustice dont le blâme ne peut rejaillir que sur leurs indignes auteurs : ta réputation a débordé l'Europe et des milliers d'individus te bénissent à chaque moment d'une existence que tu leur as rendue. Tes faibles et impuissants ennemis passeront, et ton nom vivra à jamais dans les siècles[1]. »

Dudanjon.

Cyr-Joseph Dudanjon naquit à Paris le 19 mars 1769; il était médecin des grenadiers à pied de la Garde Impériale et membre de la Légion d'honneur, lorsque Napoléon le fit chevalier de l'Empire par décret de mai 1808[2].

Ses lettres patentes n'ayant jamais été expédiées, il nous a été impossible de connaître ses armoiries.

Dudanjon mourut à Wilna en 1813.

Durande.

Claude-Auguste Durande naquit à Dijon le 20 janvier 1764; il était fils de l'inventeur du remède qui

---

1. *Biographie des médecins français vivants et des professeurs des Ecoles, par un de leurs confrères, docteur en médecine.* Paris, 1826.
2. Vicomte Révérend : *Armorial de l'Empire, III, p. 92.*

porte son nom. Médecin de Montpellier, Durande exerçait dans sa ville natale quand il fut élu le 7 avril 1789 suppléant du Tiers aux Etats-Généraux par le baillage de Dijon. Il n'eut pas du reste l'occasion de siéger.

Maire de Dijon, membre de la Légion d'honneur le 3o juin 1811, Durande devint chevalier de l'Empire par lettres patentes du 2 août de la même année, données au palais de Saint-Cloud.

Il reçut pour armoiries :

Parti : au 1, d'or chargé d'une tour crénelée de sable maçonnée et ouverte d'argent, à la bordure d'azur ; au 2, d'argent à un chevron de sinople accompagné en chef de deux branches d'olivier du même et en pointe d'une verge de sable accolée d'un serpent de sinople ; champagne du tiers de l'écu de gueules, chargée du signe des chevaliers légionnaires[1].

Pour livrées : *les couleurs de l'écu, le vert en bordure seulement.*

Par décret impérial du 7 janvier 1814, Durande était devenu baron de l'Empire ; le titre lui fut confirmé personnellement par lettres patentes royales du 16 avril 1825[2]. Il resta maire de Dijon sous la Restauration et mourut en 1835.

Des Genettes.

René-Nicolas Dufriche des Genettes[3] naquit à Alençon le 13 mai 1762. Il y a quelques mois à peine, notre distingué confrère le docteur Triaire de Tours étudiait

---

1. Archives nationales : *GG.*, *volume 252, f° 146.*
2. Vicomte RÉVÉREND : *Armorial de l'Empire, II, p. 115.*
3. *Plus ordinairement, mais par erreur, Desgenettes en un seul mot.*

à cette même place[1] la jeunesse de cet illustre médecin ; d'autres et lui-même nous ont fait connaître sa vie ; il ne nous paraît donc pas nécessaire d'entrer dans des détails.

Inspecteur général du service de santé, membre de la Légion d'honneur le 25 prairial an XII, chevalier de l'Etoile Polaire de Suède, médecin en chef des armées, donataire d'une rente de cinq mille francs en Poméranie Suédoise le 15 août 1809 et officier de la Légion d'honneur en octobre de la même année, Des Genettes devint chevalier de l'Empire par décret du 15 août et par lettres patentes du 29 septembre 1809, avec pour armoiries :

D'azur à la verge d'or accolée d'un serpent d'argent ; fasce du tiers de l'écu de gueules au signe des chevaliers légionnaires[2].

Pour livrées : *les couleurs de l'écu.*

Baron de l'Empire par nouvelles lettres patentes données à Paris le 2 février 1810, les armes de Des Genettes[3] furent ainsi modifiées :

D'azur à une massue d'or en pal accolée d'un serpent d'argent, chargée d'une fasce d'or à trois étoiles de champ[4] ; franc-quartier des barons officiers de santé attachés aux armées[5].

Des Genettes fut élu en 1820, membre de l'Académie de Médecine, et en 1832, membre de l'Institut ; il occupait la même année la chaire d'hygiène à la Faculté

---

1. Triaire : in *France médicale, 1903, pp. 137 et suivantes ;* et *Dominique Larrey,* etc. *passim.*

2. Archives nationales : *CC., volume 244, f° 166.*

3. Dans ces nouvelles lettres patentes le nom de Des Genettes est écrit en un seul mot (Archives nationales : *CC., volume 245, f° 237*)

4. *Ibidem.*

5. Qui est : *de gueules à l'épée en barre d'argent, la pointe basse.*

quand il fut enlevé par une attaque d'apoplexie le 3 février 1839.

Girardot.

François Girardot naquit à Semur (Côte-d'Or), le 9 septembre 1774. Chirurgien-major, officier de la Légion d'honneur, baron par décret impérial du 5 avril 1814, ce titre lui fut confirmé par lettres patentes royales du 17 février 1815 et ses armoiries furent alors ainsi réglées :

Parti d'or à la tour de sable, et de gueules à une jambe coupée et éperonnée d'argent, adextrée près du talon d'un boulet d'or; au chef d'azur chargé de deux lances à guidon d'argent croisées en sautoir[1].

Gorse.

Pierre Gorse naquit à Marquay (Dordogne) le 25 mai 1767; chirurgien-major des dragons, membre de la Légion d'honneur par décret du 14 avril 1808, il reçut par lettres patentes du 27 novembre suivant, données au camp d'Arandu et Duero, le titre de chevalier de l'Empire et les armes qui suivent :

Tiercé en fasce de pourpre, de gueules et de sinople; le pourpre au caducée d'or, le gueules au signe des chevaliers, le sinople au dragon ailé et passant d'or.

Pour livrées : *puce, rouge, jaune et vert. Le vert dans les bordures seulement*[2].

---

1. Vicomte Révérend : *Armorial de l'Empire*, II, p. 241.
2. Archives nationales : *CC.*, *volume 242, f° 226.*

Guillemardet.

Ferdinand-Pierre-Marie-Dorothée Guillemardet naquit à Couches (Saône-et-Loire), le 3 avril 1765 ; il était fils de Jean-Baptiste Guillemardet, chirurgien-juré et échevin de cette ville, et exerçait la médecine à Autun, dont il était maire, quand il fut envoyé à la Convention le 6 septembre 1792 par le département de Saône-et-Loire. Membre du Comité de la guerre, il présenta un projet de réorganisation du service de santé [1] et fit supprimer le 9 messidor le titre de chirurgien-major, remplacé par celui d'officier de santé [2]. Guillemardet vota la mort du Roi en disant avec l'emphase caractéristique de cette époque : « *Comme juge, je vote pour la peine de mort ; comme homme d'Etat, le salut du peuple, le maintien de la liberté, me forcent de proposer la même peine, je vote encore pour la mort.* »

Il proposa la frappe d'une médaille commémorative de la journée du Dix-Août et la création au sein de la Convention d'une commission de santé correspondant avec les hôpitaux.

Représentant en mission dans les départements de Seine-et-Marne, de l'Yonne, de la Nièvre et enfin au Hâvre, il ne rentra à la Convention que pour réclamer la liberté des cultes, bien qu'il eut pris pendant sa mission dans l'Yonne des arrêtés pour transformer les églises en magasins et en salles de réunion pour les sociétés populaires [3]. — En l'an IV, la Saône-et-Loire l'envoya au Conseil des Cinq-Cents où il se fit remarquer en proposant que la journée du 9 thermidor fût

---

1. Cf. *Almanach national de l'An II.*
2. Dr Miquel-Dalton : *Les médecins à la Convention. In Chronique médicale, 1903, passim.*
3. *Ibidem, passim.*

célébrée par un discours commémoratif du président de l'Assemblée.

Ambassadeur de France à Madrid le 24 floréal an VI, Guillemardet fut rappelé dès l'arrivée au pouvoir de Bonaparte qui le trouvait peu énergique et qui le nomma en disgrâce préfet de la Charente-Inférieure le 6 brumaire an IX, puis de l'Allier le 12 juillet 1806.

Rentré en faveur peu après, il devint chevalier de l'Empire par lettres patentes du 5 octobre 1808, données au palais d'Erfurt, et ses armoiries furent ainsi réglées :

D'azur fuselé d'argent, chargé d'un chevron de gueules au signe des chevaliers, *occupant le tiers de l'écu* [1].

Pour livrée : *les couleurs de l'écu.*

Guillemardet mourut à Paris le 4 mai 1809, atteint d'aliénation mentale.

Le musée du Louvre possède un très beau portrait de lui, en costume d'ambassadeur de la République, fait à Madrid en 1798 par le peintre espagnol Francisco Goya y Lucientes [2].

Gulitz.

Sous-aide chirurgien au régiment de la Vistule, Gulitz devint chevalier de l'Empire par décret du 31 mars 1812 et donataire d'une rente de cinq cents francs sur l'octroi du Rhin [3].

Ses lettres patentes n'ayant point été enregistrées, nous n'avons pu retrouver ses armes.

Hallé.

Jean-Noël Hallé naquit à Paris, le 6 janvier 1754 ;

---

1. Archives nationales : *CC., volume 242, f° 179.*
2. Musée du Louvre : *Salle D, n° 1704.*
3. Vicomte RÉVÉREND : *Armorial de l'Empire, II, 283.*

il était fils de Noël Hallé et petit-fils de Claude-Guy Hallé, l'un et l'autre peintres très distingués. Bien qu'il manifestât un goût très prononcé pour la peinture, augmenté par son séjour à Rome (son père était directeur de l'École française de peinture de Rome), le jeune Hallé étudia la médecine.

Remarqué à l'Ecole, il fut appelé dès son doctorat à faire partie de la Société Royale de Médecine, fondée depuis peu (1776); mais les luttes qui eurent lieu entre cette Société et la Faculté de Médecine de Paris firent qu'Hallé n'obtint pas l'autorisation de professer, comme son titre de docteur-régent lui en donnait le droit. Il consacra alors tout son temps à l'étude de l'hygiène et de la thérapeutique et, malgré son ardeur à défendre Lavoisier et à secourir les prisonniers pendant la Terreur, il ne fut pas inquiété.

Nommé à la chaire de physique médicale (elle fut, dit-on, créée exprès pour lui) en 1801, à peine âgé de quarante ans, Hallé devint rapidement médecin ordinaire de l'Empereur et membre de l'Institut.

Partisan convaincu de la doctrine de Jenner, il lui fit beaucoup d'adeptes parmi sa nombreuse clientèle et profita d'un voyage en Italie, où, sur l'ordre de Napoléon, il avait accompagné sa sœur, la princesse Pauline Borghèse, pour introduire dans ce pays la pratique de la vaccine.

Orateur agréable, les leçons qu'il fit au Collège de France sur Hippocrate furent très remarquées. Il faut ajouter à sa louange qu'aussi charitable qu'érudit, il fut toujours le médecin des pauvres.

Par décret du 3 décembre 1809, Hallé devint chevalier de l'Empire; mais ses lettres patentes n'ont jamais été expédiées, et nous ignorons ses armoiries.

Atteint de la pierre, il se fit faire la *lithothomie* par Béclard et mourut huit jours après, le 12 février 1822.

Son éloge fut prononcé à l'Institut par Cuvier [1], Des Genettes et Dubois d'Amiens.

Hallé a laissé une foule de rapports très importants, intéressant surtout l'hygiène et la thérapeutique [2].

Heurteloup.

Nicolas Heurteloup naquit à Tours le 26 novembre 1750. Sans fortune, ses débuts furent très difficiles et c'est grâce à une religieuse, Agathe Boissy, qu'il reçut les premières notions de chirurgie.

Nommé chirurgien-élève en Corse en 1770, il profita de son séjour dans l'île pour y apprendre parfaitement l'italien. Chirurgien-major des hôpitaux de Corse en 1782, Heurteloup est mis à la tête de l'hôpital militaire de Toulon en 1786 et il ne quitte ce poste qu'en 1792, pour aller, avec le grade de *chirurgien consultant*, rejoindre l'armée du Midi et des Côtes. Il y resta jusqu'en 1793, époque de sa nomination au Conseil de santé, dont il fit partie jusqu'à sa mort. Il avait été nommé inspecteur général le 23 frimaire an XII.

Chargé de la direction du service chirurgical de la Grande Armée en 1808, il prépara les hôpitaux de Vienne et d'Ebersdorf où Larrey fit évacuer les blessés d'Essling les 25 et 26 mai 1809 [3].

---

1. Cuvier était lui aussi chevalier de l'Empire par lettres patentes du 23 octobre 1811 données au palais d'Amsterdam; il portait : « *D'azur au chevron d'or accompagné de trois têtes de pigeons, arrachées d'argent, deux en chef, une en pointe, à la fasce du tiers de l'écu de gueules au signe des chevaliers légionnaires brochant sur le tout* » (Arch. nat. : CC., volume 252, f° 206).

2. Voir sur Hallé : *Revue historique, nobiliaire et biographique de 1869, p. 462.*

3. « L'ancien Conseil de santé avait été supprimé par la loi du « 4 ventôse an IV. Le Directoire l'avait remplacé par des officiers « de santé qui prirent le titre d'inspecteurs généraux du service « de santé (Arrêté du 5 germinal an VII). Les inspecteurs géné-

Son zèle lui valut la croix de la Légion d'honneur le 15 août 1809, puis la rosette d'officier et une dotation de cinq mille francs de rente en Poméranie Suédoise.

Enfin, par lettres patentes données à Paris le 16 décembre 1810, Napoléon le fit baron de l'Empire, réglant ses armoiries ainsi qu'il suit :

Écartelé : au 1, de sinople à un dextrochère ganté d'argent, mouvant du canton dextre du chef, heurtant un loup ravissant, le corps contourné d'or, endenté d'argent ; au 2, de sable à trois massues, l'une sur l'autre, en fasce d'or, accolées chacune d'un serpent du même, celle du milieu contournée ; au 3, de gueules à la tour crénelée de quatre pièces d'argent ; au 4, d'or à la tête de Maure de sable, tortillée, accolée et allumée d'argent, avec pendant d'oreille du même ; franc-quartier des barons officiers de santé, *brochant au neuvième de l'écu* [1].

Pour livrées : *les couleurs de l'écu, le vert en bordure seulement* [2].

Rentré à Paris, Heurteloup fut atteint de paralysie et mourut le 27 mars 1812 ; il était alors premier chirurgien des armées impériales et chirurgien consultant de l'Empereur ; Larrey lui succéda dans ces dernières fonctions [3].

Outre un grand nombre de publications, Heurteloup a laissé deux ouvrages remarquables : *Précis sur*

« raux étaient à ce moment Coste et Biron pour la médecine, « Villars et Heurteloup pour la chirurgie, Bayen et Parmentier « pour la pharmacie ; le secrétaire était Vergez.» TRIAIRE : *Dominique Larrey*, etc., p. 118, note 2, et pp. 352 et 470.

1. Qui est : *de gueules à l'épée en barre, la pointe basse, d'argent.* Cet écusson est un des plus compliqués parmi ceux cependant si compliqués que donna la chancellerie de Napoléon, cherchant ainsi à distinguer la nouvelle noblesse de l'ancienne. Les armes d'Heurteloup sont, en partie, des armes parlantes.

2. Archives nationales : CC., volume 250, f° 123.

3. TRIAIRE : *Dominique Larrey*, etc., p. 600.

le tétanos des adultes. Paris, 1792, et : *De la nature
des fièvres et de la meilleure méthode de les traiter.*
Il a laissé aussi un traité des tumeurs, très complet,
dont le manuscrit n'a malheureusement pas été publié.

Son fils, médecin comme lui, s'est beaucoup occupé
de la pierre.

Hoin.

François-Jacques-Jean-Henri Hoin naquit à Dijon,
le 7 juin 1786 [1] ; nommé chirurgien aide-major des
grenadiers de la Garde Impériale, il reçut la croix de
chevalier de l'ordre de la Réunion et, par lettres patentes du 14 août 1813, données au palais de Saint-
Cloud et signées : Marie-Louise, régente, le titre de
chevalier de l'Empire et les armes suivantes :

D'or, au pal d'azur chargé du signe des chevaliers
de l'ordre de la Réunion [2], *adextré d'une verge de
sable accolée d'un serpent de sinople et senestré
d'un sabre en pal de sable surmonté d'une grenade
de gueules* [3].

Pour livrées : *les couleurs de l'écu, le vert en bordure seulement.*

Kitz.

Georges-Frédéric, dit François, Kitz naquit à Zoraw
(Pologne) le 9 août 1776. Entré au service de la France,
il devint chirurgien-major au premier régiment de la
Vistule. Pour le récompenser de sa brillante conduite,

---

1. DELORME, dans l'introduction de son *Traité de chirurgie
militaire, p. 185,* parle du chirurgien-major Hoin, également de
Dijon, qui mourut à Anvers du typhus en 1807. C'était sans doute
un proche parent du chevalier de l'Empire.

2. Qui est : *une étoile à douze rais d'or.*

3. Archives nationales : *CC., volume 254, f° 150.*

Napoléon, par décret du 31 mars 1812, lui fit don d'une rente de cinq cents francs sur l'octroi du Rhin et le créa chevalier de l'Empire. Ses lettres patentes, datées du palais de Saint-Cloud et signées : Marie-Louise, régente, ne furent expédiées que le 9 octobre 1813.

Kitz portait :

Tiercé en pal d'azur, de gueules et d'argent ; l'azur à la massue d'or accolée d'un serpent d'argent, le gueules au signe des chevaliers non légionnaires [1], l'argent à une jambe vêtue d'azur, le pied chaussé d'un soulier à talon exhaussé de sable, mouvante du flanc senestre et soutenue de sinople [2].

Pour livrées : *les couleurs de l'écu, le vert en bordure seulement.*

Lallemand.

François-Antoine Lallemand naquit à Lixhein (Meurthe) le 10 mai 1743. Docteur en médecine, maire de Nancy, membre de la Légion d'honneur, il fut créé baron de l'Empire par lettres patentes du 19 juin 1813, datées du palais de Saint-Cloud et signées : Marie-Louise, régente.

Il reçut pour règlement d'armoiries :

De gueules au serpent vivré en pal, d'argent, surmonté de deux étoiles d'or. Franc-quartier des barons maires [3], à la filière d'argent brochant au neuvième de l'écu [4].

Pour livrées: *rouge, blanc, jaune.*

---

1. Qui est : *un annelet d'argent.*
2. Archives nationales : *CC., volume 254, page 190.*
3. Qui est : *de gueules à la muraille crénelée d'argent.*
4. Archives nationales : *CC., volume 254, f° 32.*

Lanefranque.

Jean-Baptiste-Pascal Lanefranque, fils de Thomas
de Lanefranque, conseiller du roi et docteur en médecine, naquit à Brassempony (Landes) le 7 avril 1770.
Reçu lui-même docteur en médecine, il devint rapidement médecin en chef de l'hospice de Bicêtre. Attaché
à la maison de l'Empereur, il prit part à toutes les
campagnes du premier Empire. Le matin d'Essling,
il se trouvait auprès du maréchal Lannes, qui lui
fit part de ses appréhensions sur le résultat de la journée [1], et quelques jours après Lanefranque et trois de
ses confrères assistaient le maréchal à ses derniers
moments. Napoléon, appréciant ses services, lui fit don
de deux mille francs de rente sur Trasimène par décret
du 15 août 1809. Chevalier de l'Empire par décret du
15 août 1808 et lettres patentes du 16 décembre 1810,
il reçut les armes suivantes :

*De gueules à trois chevrons d'or, accompagnés
en chef de deux têtes de serpent du même ; champagne du tiers de l'écu de gueules* au signe des
chevaliers non légionnaires [2] *brochant sur le tout* [3].

Pour livrées : *les couleurs de l'écu.*

Il est curieux de constater que Lanefranque ne fit
jamais partie de la Légion d'honneur. Il mourut le
25 septembre 1812, laissant un fils, Jean-Dominique
Lanefranque, dont le titre de chevalier fut confirmé
par décret de Napoléon III en date du 21 juillet 1862.
Un jugement du tribunal civil de Bordeaux du 10
février 1869 a autorisé Jean-Joseph-Adolphe de Lanefranque à reprendre la particule que portait son

---

1. LANEFRANQUE : *Lettre à Mlle de Guehenuc*, et THIAIRE : *Dominique Larrey, etc., passim.*
2. Qui est : *un annelet d'argent.*
3. Archives nationales : *CG., volume 250. f° 189.*

bisaïeul Thomas de Lanefranque, père du chevalier de l'Empire.

Larrey.

Jean-Dominique Larrey naquit à Baudéan (Hautes-Pyrénées) le 8 juillet 1766.

Sa vie a été étudiée en détail et avec beaucoup de talent par le docteur Triaire [1], aussi n'en rapporterons-nous que les grandes étapes : inspecteur général du service de santé, premier chirurgien de la garde impériale, commandant de la Légion d'honneur, donataire d'une rente de cinq mille francs en Poméranie Suédoise par décret du 15 août 1809, Larrey devint baron de l'Empire par lettres patentes du 31 janvier 1810 ; il était alors chevalier de l'ordre royal de la Couronne de Fer.

Le baron Larrey reçut comme règlement d'armoiries :

Ecartelé : au 1, d'or au palmier de sinople, posé à dextre, soutenu du même, chargé d'un dromadaire d'azur ; au 2, des barons officiers de santé attachés aux armées [2] *; au 3, d'azur à trois chevrons superposés d'or ; au 4, coupé : au premier, d'argent à la barre ondée de gueules chargée d'une raie nageant du champ ; au deuxième, d'or à la pyramide de sable* [3].

Pour livrées : *les couleurs de l'écu, le vert en bordure seulement.*

Le baron Larrey mourut le 25 juillet 1842.

---

1. Docteur TRIAIRE : *Dominique Larrey et les campagnes de la Révolution et de l'Empire.* Tours, Mame, 1902.

2. Qui est : *un franc-quartier de gueules à l'épée en barre, la pointe en bas d'argent.*

3. Archives nationales : *CG.*, volume 245, f° 236.

Lorin.

Louis Lorin naquit à Toissey (Ain) le 18 février 1750.

Les documents sur lui nous font presque défaut; nous savons seulement qu'il passa brillamment sa thèse de doctorat à Strasbourg.

Chevalier de l'ordre impérial de la Réunion, chevalier de l'Empire par lettres patentes du 11 septembre 1813, datées du palais de Saint-Cloud et signées : Marie-Louise, régente, il portait :

D'azur, à un rocher à six coupeaux d'or, mouvant de la pointe, sommé de quatre lauriers de sinople fruités de sable, à l'orle d'or; bordure d'azur du tiers de l'écu chargée du signe des chevaliers de l'ordre impérial de la Réunion [1], *posé au deuxième point en chef* [2].

Pour livrées : *les couleurs de l'écu, le vert en bordure seulement.*

Marchant.

Nicolas-Damase Marchant naquit à Pierrepont (Moselle) le 11 décembre 1767, il était fils de Hubert Marchant, ancien médecin chef des armées et médecin du Roi, mort en 1808.

Le jeune Marchant débuta comme médecin militaire, puis vint se fixer à Metz. Maire de cette ville de 1806 à 1815, il fut nommé ensuite conseiller de préfecture du département de la Moselle.

Napoléon, par décret du 15 août 1810 et lettres patentes du 6 octobre suivant, datées du palais de Fontainebleau, le créa baron de l'Empire et lui donna pour armoiries :

---

1. Qui est *une étoile à douze rais d'or.*
2. Archives nationales : *CC., volume 254, f° 209.*

Ecartelé : au 1, parti d'argent et de sable [1] *; au 2, des barons maires* [2] *; au 3, de gueules au lion d'or armé d'une épée d'azur montée d'or ; au 4, d'azur à la massue de sinople accolée d'un serpent d'argent et surmontée d'une étoile du même* [3].

Pour livrées : *les couleurs de l'écu, le vert en bordure seulement.*

Marchant était officier de la Légion d'honneur et membre de l'Académie de Médecine. Il consacra la plus grande partie de sa vie à des études historiques et archéologiques, devint un des numismates les plus remarquables de l'Europe et il mourut à Metz le 1er juillet 1833, laissant un nombre considérable d'études tant politiques qu'historiques, qu'il serait trop long de rappeler [4].

Michel de Trétaigne.

Jean-Baptiste-Antoine Michel naquit à Souvigny vers 1757 [5], et fut reçu chirurgien en 1780 à Moulins ; ses lettres sont signées de Boucher, lieutenant du premier chirurgien du Roi, et de Simiard et Nobles, chirurgiens [6].

Nommé chirurgien près la maison du dépôt de mendicité de Moulins en 1792, Michel devint dans la suite chirurgien en chef de la première division militaire.

Baron de l'Empire, le majorat afférent à ce titre fut seulement établi par lettres patentes du 11 décembre

---

1. *Ce sont les armes de la ville de Metz.*
2. Qui est : *de gueules à la muraille crénelée d'argent.*
3. Archives nationales : *CC., volume 249, f° 203.*
4. Voir Ch. Dosquet : *Notice sur M. le baron Marchant lue dans la séance du 1er juin 1834 de l'Académie de Metz (in-8 de 12 pages).*
5. *M. Georgel, dans la* Revue *nobiliaire de 1869, p. 459, le fait naître à tort à Montluçon.*
6. Bibl. nat. : *Imprimés, T°, 5.*

1829 et assis sur le domaine de Trétaigne (Allier) dont il prit le nom peu après.

C'est à cette époque qu'il reçut pour armoiries :

D'or, à deux chevrons de gueules, chargés d'une épée antique posée en pal, entourée d'un serpent de sinople, le chevron supérieur accompagné en chef de deux étoiles d'azur.

Son fils, né à Montluçon le 20 octobre 1780, fut médecin militaire sous le premier empire. Après sa retraite en 1847, il devint maire de Montmartre et se fit l'historien de cet ancien faubourg de Paris où il mourut le 11 avril 1869 ; une rue de la Butte porte aujourd'hui son nom [1].

Morel.

Louis-Gabriel Morel naquit à Colmar le 28 août 1769 ; docteur en médecine, maire de Colmar, député du Haut-Rhin pendant les Cent Jours, il figure sur la liste des députés avec le titre de chevalier ; mais nous n'avons pu retrouver ni lettres patentes, ni décret à son sujet [2].

Morel mourut à Colmar le 18 mars 1842.

Moscati.

Pierre Moscati fut appelé auprès du général Bonaparte avec les autres célébrités de l'Italie dès les premières victoires de 1796 [3]. Il faisait partie des membres du collège des médecins d'Olona lorsqu'il devint sénateur du royaume d'Italie le 19 février 1809.

Médecin consultant du vice-roi Eugène de Beauharnais, ce dernier le fit nommer commandant de la

1. *Gazette médicale de Paris*, 11 décembre 1903. — Docteur Caffe (*J. des conn. méd. prat.*, 1869, p. 176). — *Chronique médicale*, 1904, pp. 20 et 21.

2. Vicomte Révérend : *Armorial du premier Empire*, III, 282.

3. Triaire : *Dominique Larrey, etc.*, page 91.

Légion d'honneur et Napoléon, par décret impérial et lettres patentes du 11 octobre 1810, le créa comte de l'Empire.

Moscati reçut pour armoiries :

Ecartelé : au 1 de sinople au serpent d'argent entortillé autour d'un miroir d'or [1] ; *au 2, de gueules à une cigogne posée d'argent ; au 3, de gueules à la verge de médecin d'argent accolée d'un rameau de laurier du même ; au 4, de sinople à deux barres d'argent* [2].

Paullet.

Dominique-Nicolas Paullet [3] naquit à Epinal le 19 novembre 1764 et fit sa carrière aux armées.

Membre de la Légion d'honneur du 25 prairial an XII, il devint peu après chirurgien par quartier de l'Empereur, avec son frère [4], Yvan et Ribes.

Aux armées il était chirurgien-chef en second de la Garde Impériale ; à Paris, chirurgien en second de l'hôpital de la Garde (Gros-Caillou). Sa vie militaire se confond avec celle du baron Larrey dont il fut *l'alter ego* ; Paullet, qui fit partie à Austerlitz des premières ambulances volantes, fut souvent chargé de la direction des vastes hôpitaux qui se trouvaient sur le passage des troupes, et après Eylau transforma en hôpital d'évacuation le vaste château de Mowraklaw, près de Varsovie.

Par lettres patentes du 3 mai 1809, données au quar-

---

1. *Signe des comtes sénateurs du royaume d'Italie.*

2. Vicomte RÉVÉREND : *Armorial du premier Empire.*

3. Delorme parlant du même personnage écrit son nom avec un seul *l*. Nous avons cru devoir conserver l'orthographe qui existe dans ses lettres patentes. Voir Delorme : *Chirurgie de guerre,* I, 183.

4. Le frère de Dominique Paullet quitta le service à la chute de Napoléon en 1814 et se retira à Nancy.

tier général impérial d'Ebersberg, Napoléon le fit chevalier de l'Empire.

Paullet portait :

D'azur, à la bande de gueules du tiers de l'écu chargée du signe des chevaliers légionnaires, accompagnée à senestre de trois vases d'Hippocrate d'or, deux et un, et à dextre d'une croix de Lorraine d'argent [1].

Pour livrées : *les couleurs de l'écu.*

Quelques années après Paullet devint officier de la Légion d'honneur. Puis nous le trouvons successivement soignant les blessés dans l'île de Lobau, assistant le maréchal Lannes à ses derniers moments à Essling, aux côtés du baron Larrey à la bataille de Dresde. — Au début de la campagne de 1815 il était médecin en chef de la Garde Impériale, car Larrey, très blessé d'avoir été remplacé par le vieux Percy, avait demandé à ne pas être employé et ne revint sur sa détermination que sur les instances de Napoléon [2].

Louis XVIII, par ordonnance royale et lettres patentes du 9 décembre 1815, lui confirma son titre de chevalier et lui donna la croix de Saint-Louis.

Paullet mourut très vénéré à Nancy, où il s'était retiré auprès de son frère, le 11 septembre 1840.

Pelletan.

Jean-Philippe Pelletan naquit à Paris le 4 mai 1747. Chirurgien, il gagna sa maîtrise sous Moreau, son maître et son ancien professeur aux écoles de santé et au Collège de Chirurgie. Il continua ses études sous la direction de Louis, Tenon et Sabatier et fut dès le début un anatomiste remarquable. Bien que très pauvre, Pelletan n'hésita pas à ouvrir un cours libre d'anatomie qui eut un très grand succès.

---

1. Archives nationales : *CC.*, volume 243, f° 258.
2. Triaire : *Dominique Larrey, etc..* passim.

Nommé professeur de clinique à l'Hospice de perfectionnement avant Dubois, il obtint en 1795, dès la création de l'École de Santé, qui remplaça la Faculté de Médecine, la chaire de clinique chirurgicale.

Pelletan fut pendant quelque temps chirurgien-major à l'armée des Pyrénées, puis à l'armée du Nord. C'est lui qui, avec Devault et Chopart, fut désigné pour soigner le petit martyr du Temple. Il le fit avec une douceur et une bonté qui l'honorent. A la mort du malheureux Louis XVII, le 8 juin 1795, il dut rendre compte de l'autopsie du prince et reconnut, avec courage, que les mauvais traitements *du tortionnaire Simon*, bien plus que les humeurs froides, avaient causé la mort du Dauphin.

Membre du Conseil de santé des armées, de l'Institut, où il fut remplacé par Larrey, son élève de 1788, membre de la Légion d'honneur le 26 frimaire an XII, chirurgien en chef de l'Hôtel-Dieu, Pelletan devint chevalier de l'Empire par lettres patentes du 16 décembre 1810 et reçut pour armoiries :

De sable au palmier d'argent fruité de sinople, soutenu d'une champagne du tiers de l'écu de gueules au signe des chevaliers légionnaires.

Pour livrées : *les couleurs de l'écu, le vert en bordure seulement.*

Pelletan, toujours à court d'argent, n'eut pas une existence heureuse. A la mort de Desault il avait été nommé à l'Hôtel-Dieu ; Dupuytren, son élève — et cet acte n'est pas fait pour grandir sa mémoire — le fit évincer et prit sa place. En 1815, il quitta la chaire de clinique chirurgicale pour celle de médecine *opérative*, comme on disait alors, qu'il quitta encore en 1818 pour celle des accouchements.

Membre de l'Académie de Médecine dès sa création, Pelletan fut révoqué comme professeur lorsque le gou-

vernement de Louis XVIII entreprit, en 1823, la soi-di-
sant réorganisation de la Faculté de Médecine qui
n'avait pour but en réalité que d'en éliminer les adver-
saires du gouvernement et d'y placer ses créatures. On
lui laissa cependant le titre de professeur honoraire.

Pelletan mourut à Paris le 28 septembre 1829 et le
baron Larrey prononça un remarquable discours sur
sa tombe.

Le petit Dictionnaire des médecins de 1826 nous dit
de lui :

« Pelletan (P.-J.), rue Saint-André-des-Arcs, n° 41.
Cet illustre chirurgien, l'un des opérateurs les plus
distingués de l'Europe et l'un des ornements de la
Faculté de Médecine, a été éliminé de l'école par M.
de Corbière, auquel les nobles idées de liberté qui l'honorent ont porté ombrage [1]. »

Pelletan laissa deux fils dont l'un, devenu chirurgien
des hôpitaux de Paris, est mort le 3 novembre 1873

Percy.

Pierre-François Percy naquit à Montagney (Haute-
Saône) le 28 octobre 1754. Chirurgien-major dans les
régiments de Flandre, d'Artois, puis de Berry-cavale-
rie en 1782, il était déjà membre associé de l'Académie de Chirurgie au début de la Révolution, lorsqu'il
fut envoyé à l'armée du Rhin en 1792, où il réorganisa
les ambulances, rétablit la discipline dans les hôpitaux militaires et créa le corps si utile des infirmiers et
des brancardiers. Percy commença dès cette époque la
lutte qu'il continua toute sa vie pour obtenir l'autono-
mie des services de santé militaires et fut le premier à
proposer une convention analogue à la Croix de

---

1. *Biographie des médecins français vivants et des professeurs des écoles, par un de leurs confrères, docteur en médecine*
Paris, 1826.

Genève. Il fit toujours preuve d'humanité, de dévouement et de courage : à Rheinfelden il sauva trois cents émigrés qu'on allait fusiller, et se fit arrêter comme suspect, ayant caché chez lui l'un d'eux, le comte de Roquefeuille, gravement blessé. Cet acte inspira au chirurgien militaire Brad les vers suivants dans son poème *Hygie* :

> Tu diras, Roquefeuille, à la France, à ton roi,
> Ce que, dans ton malheur, mon art a fait pour toi.
> Au lieu de vils bourreaux, d'ennemis sanguinaires,
> Dans tous nos chirurgiens tu ne vis que des frères.
> Et Percy, t'accueillant, te prenant dans ses bras,
> Te consola, du moins, aux portes du trépas [1].

A Manheim, Percy traverse un pont foudroyé par douze pièces de canon, portant sur ses épaules l'officier de génie Lacroix grièvement blessé ; les soldats saisis d'admiration applaudissent leur brave chirurgien.

Durant cette même campagne, il créa ces lourdes voitures d'ambulance mobiles, appelées *wurtz* ou *wartz*, qui portaient le matériel nécessaire à douze cents blessés, avec huit chirurgiens et cent infirmiers, bien inférieures aux ambulances volantes de Larrey ; elles n'eurent qu'une existence éphémère.

Chirurgien en chef de l'armée d'Angleterre, Percy fut nommé inspecteur du service de santé le 23 frimaire an XII et chirurgien en chef de la Grande Armée en 1805.

Professeur à la Faculté de Médecine de Paris, il fut élu membre de l'Institut en 1807, l'emportant sur Corvisart et Deschamps.

Percy fit presque toutes les campagnes du premier Empire : il soigna Oudinot blessé à Hollabrünn en 1805 et fit évacuer les blessés d'Iéna sur Nambourg et Vienne, où ils furent répartis dans les hôpitaux et les

---

1. Triaire : *Dominique Larrey*, etc., p. 27.

églises; mais il eut le tort de laisser entrevoir une guérison possible sans amputation au général d'Hautpoul blessé à Eylau et cela malgré l'avis de Larrey; le général se refusa à subir l'opération et mourut le troisième jour.

Quelque temps après Larrey tomba gravement malade et Percy le soigna avec le plus grand dévouement.

Durant la campagne d'Autriche de 1809, il resta en Espagne et devint baron de l'Empire après Wagram, en même temps que Larrey, des Genettes et Heurteloup. Il était alors commandant de la Légion d'honneur.

Par décret impérial du 15 août 1809, Percy reçut une dotation de cinq mille francs de rente sur la Poméranie Suédoise et le titre de baron; ses lettres patentes, datées du palais de Compiègne, ne lui furent délivrées que le 26 avril 1810.

Il portait :

Écartelé : au 1, d'or à la lampe de sable allumée de gueules; au 2, au signe des barons officiers du service de santé [1]; *au 3, d'azur au miroir d'argent accolé d'un serpent tortillant d'or; au 4, d'or à la main de carnation ailée d'azur tenant un scalpel de sable et entourée d'une couronne de chêne de sinople* [2].

Pour livrées : *les couleurs de l'écu, le vert en bordure seulement.*

Atteint d'une ophtalmie très grave, Percy ne put accompagner les armées françaises durant la campagne de Russie. Il profita de ce repos forcé pour commencer,

---

1. Qui est : *de gueules à l'épée en barre, la pointe en bas d'argent.*

2. Archives nationales : *GG., volume 247, f° 92.*

en collaboration avec Laurent, le *Dictionnaire des Sciences médicales.*

En 1814, il parvint par un véritable tour de force à réunir les douze mille blessés de Paris dans les abattoirs et à organiser en trente-six heures le service médical.

Nommé en 1815 chirurgien en chef de la nouvelle armée que Napoléon venait d'organiser, Percy, vieux et déjà atteint de l'affection cardiaque qui devait l'enlever, n'avait plus la vigueur physique nécessaire pour suivre cette pénible campagne, où le service de santé fonctionna mal, se ressentant de l'âge du chirurgien en chef.

Napoléon, par son testament, le fit légataire ainsi que Larrey d'une somme de cent mille francs dont il ne toucha que la moitié, le gouvernement de la Restauration ayant fait rentrer dans le trésor public la fortune propre de l'Empereur [1].

Le baron Percy avait été élu représentant à la Chambre des Cent Jours par le grand collège de la Haute-Saône; il rentra dans la vie privée au retour des Bourbons et fut souvent en butte aux tracasseries policières, comme la plupart des vieux serviteurs de Napoléon qui ne s'étaient pas ralliés au régime nouveau. Révoqué de ses fonctions d'inspecteur général, il fut appelé vingt-deux fois au ministère de la police, et l'espionnage dont il était l'objet provoqua un incident qui fit rire tout Paris : Percy possédait une collection d'armes recueillie pendant ses campagnes et connue de tous les archéologues et érudits de l'Europe. Son cabinet fut dénoncé comme un arsenal et Percy ne trouva la tranquillité qu'après une visite du duc Decazes, ministre de la police, auquel il fit

---

1. Triaire : *Dominique Larrey*, etc., p. 682, et Delorme : *Traité de chirurgie de guerre*, I, p. 163.

lui-même l'honneur de ce dépôt *révolutionnaire ;* Decazes raconta le soir même l'histoire à Louis XVIII, et le spirituel souverain, mieux avisé que ses partisans, ordonna qu'on laissât désormais tranquille le vieux chirurgien [1].

Percy mourut à Paris le 18 février 1825.

Les mémoires qu'il a publiés se font remarquer par une érudition choisie, un style pur et une piquante originalité. Dupuytren lui succéda à l'Académie des Sciences.

Porcher de Richebourg.

Gilles-Charles Porcher naquit à La Châtre (Indre) le 22 mars 1752 ; reçu docteur en médecine, il entra presque aussitôt dans l'administration de sa province et s'occupa ensuite de politique : successivement président du grenier à sel de La Châtre à Bény (fonction qu'avait occupée son père, François Porcher, de Lissonnay), le 23 février 1774 ; commissaire du roi près le tribunal du district de La Châtre et maire de cette ville en 1791 ; premier député suppléant de l'Indre en septembre 1791 ; membre de la Convention et député au Conseil des Cinq-Cents pour ce département ; secrétaire du Conseil le 1er messidor, il se fit remarquer par son opposition à la politique du Directoire qui le nomma cependant administrateur des hospices de Paris, le 27 prairial an VI. Porcher devint membre de la Légion d'honneur le 9 vendémiaire an VII et commandant le 25 prairial.

Par lettres patentes du 26 avril 1808, Napoléon le créa comte de l'Empire avec pour règlement d'armoiries : *De gueules à la main dextre appaumée d'argent, trois étoiles du même en haut à senestre posées 2 et 1* [2]. Pour livrées : *azur, rouge et argent.*

---

1. Laurant : *Histoire de Percy*, p. 24.
2. Archives nationales : *GG.*, volume 240, f° 67.

Nommé membre du Sénat conservateur, le comte Porcher de Richebourg (il avait ajouté ce nom au sien) ajouta aussi à ses armes le franc-quartier des comtes sénateurs qui est : *d'azur chargé d'un miroir d'or en pal après lequel se tortille et se mire un serpent d'argent.*

Devenu pair de France le 2 juin 1814, le comte Porcher de Richebourg mourut à Paris le 10 avril 1824.

Portal.

Antoine Portal naquit à Gaillac (Tarn) le 5 janvier 1742. Reçu docteur en médecine devant la Faculté de Montpellier en 1764, Portal, très protégé par le cardinal de Bernis, vint chercher fortune à Paris et c'est ici que se place l'anecdote suivante :

Dans le coche qui l'amenait vers la capitale se trouvaient aussi deux jeunes gens, avec qui notre médecin eut vite fait connaissance. En arrivant aux barrières de Paris, ils entendirent la voix puissante du bourdon de Notre-Dame : « Entendez-vous cette cloche, dit un d'eux ? Elle vous annonce que vous serez archevêque de Paris. — Probablement quand vous serez ministre, dit l'autre. — Et que serai-je moi, s'écria Portal ? — Mais parbleu, répondent les deux autres, vous serez premier médecin du Roi. » Ces jeunes gens dont la fortune devait accomplir à point les prédictions étaient Treilhard [1] et l'abbé Maury [2].

La carrière de Portal fut en effet très brillante : professeur d'anatomie du Dauphin ; médecin de Monsieur, frère du Roi ; membre de l'Académie des Sciences, il obtint après la mort de Ferrein en 1769 la chaire de médecine au Collège de France.

Membre de la Légion d'honneur par décret du 26 fri-

---

1. Treilhard, 1742-1810, ministre d'État en 1809.
2. L'abbé Maury, 1746-1817, archevêque de Paris.

maire an XII, Portal devint chevalier de l'Empire par lettres patentes du 27 juillet 1808, données à Toulouse et portait :

De pourpre, à la couleuvre d'or posée en fasce vivrée, accompagnée en chef d'un caducée d'argent et en pointe d'une tour crénelée de trois pièces aussi d'argent ouverte et maçonnée de sable, le tout adextré d'un pal de gueules du tiers de l'écu au signe des chevaliers légionnaires [1].

Pour livrées : *violet, jaune, blanc, rouge* [2].

Après 1814, Portal se rallia à Louis XVIII qui l'attacha de nouveau à sa personne et son crédit auprès du roi aida puissamment en 1820 à la fondation de l'Académie de Médecine dont il fut nommé président à vie et à laquelle il laissa une somme considérable pour créer le prix qui porte son nom.

Charles X par ordonnance royale du 27 octobre 1824, lui donna le titre de baron personnel ; Portal était déjà premier médecin du Roi et commandeur de la Légion d'honneur.

Nous avons de lui de nombreux ouvrages, entre autres un excellent traité de la phtisie et une anatomie médicale. Praticien lent et très consciencieux, ses confrères jaloux l'avaient surnommé le médecin tâteur ; atteint d'une extinction de voix sur la fin de sa vie, il faisait lire ses cours par un aide.

Le baron Portal mourut à Paris le 23 juillet 1832.

Le *Bulletin médical des Vosges*, sous la signature de M. Fournier, nous raconte sur lui l'amusante anecdote que voici : « Portal vécut jusqu'à l'âge de quatre-vingt-dix ans. Jusqu'à sa mort, il conserva l'ancienne

---

1. *On supprima le pal de gueules dans les armes de baron.*
2. Archives nationales : *CC., volume 241, f° 207.*

culotte à brayette (ou à pont) ce qui lui attira une aventure des plus drôles.

« Visitant la duchesse de Chabot, malade et au lit, il s'assit sur une fine chemise de cette dame oubliée là par une domestique. Il crut que c'était sa propre chemise qui sortait de sa culotte et le voilà, mettant son chapeau devant sa brayette, travaillant de son mieux à faire rentrer le plus décemment possible dans ses culottes la chemise de la duchesse de Chabot ! Celle-ci, très timide, vit bien la chose et n'osa rien dire. Quant à Portal, il ne renvoya pas la chemise, espérant que la dame ne s'en serait pas aperçu. [1]»

La *Petite biographie médicale* de 1826 donne sur Portal les renseignements suivants :

« PORTAL, premier médecin du roi, président d'honneur perpétuel à l'Académie Royale de Médecine, etc., etc., rue de Condé, n° 12.

« Le vieux, le riche et l'élevé Portal est loin d'avoir toujours joui de ces deux derniers avantages. Sa clientèle eut d'abord beaucoup de mal à se former, et différentes raisons l'empêchaient de publier dans son printemps des ouvrages capables de lui faire une réputation, après laquelle il soupirait d'autant plus ardemment qu'autant il est fortuné maintenant, autant il était pauvre alors. Le charlatanisme fut le moyen que M. Portal adopta : il faisait réveiller, au milieu de la nuit, les habitants de son quartier par des compères qui demandaient partout la demeure du *médecin Portal* pour Madame la duchesse de... Il se faisait demander dans les cercles les plus brillants.

« Des salariés, revêtus d'habits à livrée, venaient à chaque instant le chercher chez lui pour marquises, comtesses, duchesses, etc., etc. Tant de moyens et une

---

1. MINIME : *La Médecine anecdotique, historique, littéraire.* Paris, 1902, p. 99.

foule d'autres, plus originaux les uns que les autres, réussirent à former à M. Portal une clientèle, laquelle lui fournissant d'amples moyens d'existence lui permit de pouvoir tranquillement consacrer son temps à l'étude et au perfectionnement de la science. Les nombreux et importants ouvrages de M. Portal sur l'*Anatomie*, la *Chirurgie*, l'*Asphyxie*, la *Rage*, la *Phtisie pulmonaire*, le *Rachitisme,* etc., etc., lui donnent un rang des plus distingués dans le monde savant. Conjurons, dans l'intérêt de la science et de l'humanité, la déesse Atropos de couper le plus tard possible le fil de la vie précieuse de ce respectable vieillard [1]. »

Poussielgue.

Alexandre-Laurent Poussielgue naquit à Paris le 17 janvier 1766; il fit en partie sa carrière dans les armées de la République et de l'Empire, mais fut surtout diplomate et antiquaire; il avait suivi Bonaparte en Égypte et de là date son goût très vif pour les choses anciennes.

Membre de la Légion d'honneur le 29 mai 1806, chirurgien principal des armées, médecin de Napoléon, celui-ci le fit chevalier de l'Empire par lettres patentes du 26 avril 1810, données au palais de Compiègne, avec pour règlement d'armoiries :

De sable au chevron d'or accompagné en chef de deux étoiles d'argent et en pointe d'un serpent tortillant du même, le tout soutenu d'une champagne de gueules du tiers de l'écu au signe des chevaliers légionnaires [2].

---

1. *Biographie des médecins français vivants et des professeurs des écoles par un de leurs confrères, docteur en médecine.* Paris, 1826.

2. Archives nationales : *CC., volume 247, f° 137.* — Voir aussi

Pour livrées : *Noir, jaune, blanc, rouge.*

Renoult.

Adrien-Jacques Renoult naquit à Saint-Arnoul (Seine-Inférieure), le 7 décembre 1766. Chirurgien major, il avait été chargé par Larrey d'organiser la troisième ambulance volante durant la première campagne d'Italie.

En Egypte, il envoie du Say'd, où il se trouve avec la colonne Desaix, une communication très intéressante pour le nouvel Institut sur les races indigènes et il ajoute qu'il doit souvent interrompre sa rédaction pour faire le coup de feu [1]. Membre de la Légion d'honneur par décret du 25 prairial an XII, chirurgien-major de la gendarmerie d'élite, il devint chevalier de l'Empire par lettres patentes du 5 octobre 1808 datées du Palais d'Erfurt et portait :

D'azur au palmier d'or accompagné à senestre d'un serpent, ondoyant et rampant au pied de l'arbre, et en chef d'un triangle flamboyant d'or chargé d'un Jéhovah hébraïque de sable ; à la champagne de gueules du tiers de l'écu, chargée du signe des chevaliers légionnaires [2].

Pour livrées : *Bleu, rouge, jaune et blanc.*

Rutscky.

N..... Rutscky, chirurgien au deuxième régiment de la Vistule, chevalier de la Légion d'honneur, fut créé chevalier de l'Empire et devient donataire d'une rente de cinq cents francs sur l'octroi du Rhin par

sur Poussielgue : *Séance solennelle des Académies en décembre 1902* et Dr TRIAIRE : *Dominique Larrey, etc., passim.*

1. Dr TRIAIRE : *Dominique Larrey, etc., pages 99, 187 et 188.*
2. Archives nationales : *GG., volume 242, f° 154.*

décret du 31 mars 1812 [1]. Nous n'avons pu retrouver ses lettres patentes aux Archives nationales ; elles n'ont sans doute jamais été enregistrées.

Sue.

Jean-Joseph Sue naquit à Paris le 13 janvier 1760 ; il appartenait à une famille de médecins presque tous remarquables, parmi lesquels on cite : Jean Sue, né en 1669, qui fut membre de l'Académie Royale de Médecine, et Pierre Sue, son fils, né le 28 décembre 1739, qui succéda en 1790 à Hévin dans la chaire de thérapeutique et devint ensuite professeur d'histoire de la médecine et de la médecine légale ; Jean-Joseph Sue, oncle du précédent, dit Sue de la Charité, chirurgien de grande réputation.

Jean-Joseph Sue, deuxième du nom [2], fils de Sue de la Charité, succéda à son père comme professeur à l'Ecole de Médecine, chirurgien de la Charité et professeur d'anatomie à l'Académie de Peinture et de Sculpture.

Chirurgien-major de la garde nationale mobilisée en 1792, puis du 103ᵉ régiment de ligne, il fut ensuite attaché à l'hôpital militaire de Courbevoie et la protection de l'Impératrice qu'il avait soignée autrefois sous le nom de Madame de Beauharnais lui valut successivement l'étoile de la Légion d'honneur le 26 mai 1808 et le titre de médecin en chef de la garde impériale en 1809.

Le Dʳ Cabanès nous dit [3] que Joséphine ne put obtenir pour lui le titre de baron ; mais ce qu'il oublie de dire c'est que par lettres patentes du 21 décembre

---

1. Vicomte Révérend: *Armorial du premier Empire, IV, 191.*
2. *Sue avait été reçu maître en chirurgie en 1781 et il prit à Edimbourg le grade de docteur.*
3. Cabanès : *Chronique médicale du 1ᵉʳ avril 1903.*

1808 datées de Madrid, Napoléon le créa chevalier de l'Empire avec les armes suivantes :

D'argent à la plante de pervenche au naturel, terrassée de sinople, tortillée d'un serpent de sable, lampassé de gueules et senestré en chef d'une étoile d'azur, le tout soutenu d'une champagne de gueules du tiers de l'écu, au signe des chevaliers [1].

Pour livrées : *les couleurs de l'écu, le vert en bordure seulement* [2].

Parti avec les armées françaises en Russie en 1812, Sue, atteint d'une grave affection des yeux, dut rentrer à Paris.

La Restauration lui fut très favorable ; rallié dès la première heure, il devient médecin en chef de la maison militaire du Roi en 1814, chevalier de Saint-Michel en 1817, professeur d'anatomie à l'Ecole des Beaux-Arts et membre de l'Académie de Médecine en 1821, officier de la Légion d'honneur le 3 août 1824, médecin consultant du Roi la même année.

Jean-Joseph Sue eut un fils, le célèbre romancier Eugène Sue, qui, avant d'écrire les *Mystères de Paris*, fut médecin de marine et assista à bord du vaisseau *Le Breslau* à la bataille de Navarin.

Sue a laissé un très grand nombre de publications médicales qu'il serait trop long de rapporter ici. La biographie de 1826 nous dit de lui : « Sue, membre de l'Académie Royale de Médecine, médecin en chef de la maison militaire du Roi, etc., etc., rue de Surène, n° 3. M. Sue est infiniment au-dessus de tous les éloges que nous pourrions faire de ses talents et comme praticien, et comme auteur. »

---

1. Archives nationales : *Volume 243, f° 31.*

2. *Biographie des médecins français vivants et professeurs des écoles par un de leurs confrères, docteur en médecine.* Paris, 1826, p. 131.

Il mourut à Paris le 21 avril 1830.

Taillefer.

Imbert-Jules Taillefer naquit à Paris le 27 juin 1779, chirurgien-major du corps des marins de la Garde Impériale, membre de la Légion d'honneur; par décret du 15 mars 1810 et lettres patentes du 4 juin suivant, données au Palais de St-Cloud, il fut créé chevalier de l'Empire avec, pour armoiries :

D'or à la barre de gueules au signe des chevaliers légionnaires [1] *occupant le tiers de l'écu, accompagnée en chef d'une ancre de profil de sable dont la partie supérieure est tortillée d'un serpent de gueules, et en pointe d'une casuarina de sinople terrassée du même.*

Pour livrées : *jaune, rouge, noir, vert. Le vert en bordure seulement.*

Varéliaud.

Antoine Varéliaud naquit à Uzerche (Corrèze), le 13 août 1776. Élève de Boyer son compatriote, il donna une excellente thèse sur les monographies médicales et en 1805 fut nommé chirurgien de l'Empereur, par quartier.

Il suivit Napoléon dans toutes ses campagnes et reçut par décret du 15 août 1809 une donation de deux mille francs de rente sur Trasimène. Attaché à la personne de l'Impératrice Marie-Louise, il devint chevalier de l'Empire par lettres patentes du 11 juillet 1810, données au Palais de Rambouillet, et portait :

Tiercé en pal de sinople d'or et de gueules, le sinople à trois chevrons d'argent l'un sur l'autre;

---

1. Archives nationales : *CC.*, *volume 248, f° 115.*

l'or plein; le gueules au signe des chevaliers non légionnaires[1].

Pour livrées : *les couleurs de l'écu, le vert en bordure seulement*[2].

Chevalier de la Légion d'honneur vers la fin du régime impérial dont il était un des plus fervents adeptes, la chute de Napoléon le fit retomber dans l'obscurité.

Il consacra désormais ses loisirs à écrire dans les journaux médicaux de son temps et à préparer un traité des maladies mentales qu'il n'eut pas le temps de terminer.

Un de ses articles médicaux ayant déplu à Scribe, celui-ci essaya de le ridiculiser dans le *Nouveau Pourceaugnac*.

Varéliaud est mort à Paris le 19 août 1840.

Le titre de chevalier de l'Empire a été confirmé en faveur de son fils, vice-président du tribunal civil de Chartres, par décret de Napoléon III[3].

Vergez.

Marie-François Vergez naquit à Paris le 16 septembre 1769 ; il fut élevé par son oncle, également médecin. Blessé, dit-on, à l'affaire de l'église de Saint-Roch, il fut, grâce à l'appui du même, nommé membre du Conseil de santé en 1793, et devint pendant quelque temps secrétaire de ce conseil en l'an IV . Toute sa carrière se passa aux armées ou à Paris : médecin en chef des Pages de l'Empereur et des maisons impéria-

---

1. Le signe des chevaliers non légionnaires est une pièce honorable de gueules chargée *d'un annelet d'argent*.

2. Archives nationales : *CC.*, volume 248, f° 211.

3. A. GEORGEL : *Revue historique, nobiliaire et biographique de 1869*, p. 461.

les d'Ecouen et de Saint-Denis, chevalier de la Légion d'honneur, il reçut par lettres patentes du 9 octobre 1813, données au palais de St-Cloud, signées : Marie-Louise, régente, le titre de chevalier de l'Empire avec pour règlement d'armoiries :

Parti d'argent et d'or coupé d'azur ; l'argent à la jambe de carnation coupée au-dessus du genou ; l'or au ˑrpent se mordant la queue en cercle, de sinople, accompagné en cœur d'une étoile d'azur ; l'azur au canon sur son affût contourné d'argent, flanqué de deux piles de boulets du même, celle à dextre de trois, celle à senextre de six, le tout soutenu de sinople ; fasce de gueules au signe des chevaliers légionnaires [1] *brochant sur le tout.*

Pour livrées : *les couleurs de l'écu, le vert en bordure seulement* [2].

Yvan.

Alexandre-Urbain Yvan naquit à Toulon le 18 avril 1765. Ancien chirurgien ordinaire du Roi, chirurgien-adjoint de l'hôtel impérial des Invalides et de la maison de l'Empereur, il fit presque toutes les campagnes de 1804 à 1815. C'est lui qui à Ratisbonne, en 1809, pansa Napoléon blessé à la cheville droite par une balle morte ; nous le retrouvons ensuite avec Larrey et Paulet au chevet du maréchal Lannes le soir de la bataille d'Essling. Yvan se prononça contre toute intervention ; l'opinion contraire de ses deux confrères prévalut et le duc de Montebello subit l'amputation de la jambe gauche. On connaît les suites ; le malade mourut huit jours après avoir reçu sa blessure, sans doute de septi-

---

1. Archives de médecine militaire, 1892 à 1899 : *article Conseil de santé.*

2. Archives nationales : *CG., volume 254, f° 199.*

cémie, malgré les soins et le dévouement des chirurgiens Larrey, Yvan, Lanefranque, qui s'étaient vainement adjoint le célèbre médecin viennois Franck [1]. Yvan devint officier de la Légion d'honneur et reçut par décrets impériaux des 16 août 1808 et 1er janvier 1812 une rente de neuf mille francs sur l'Oost-Frise et l'Illyrie.

Par lettres patentes du 31 janvier 1810, Napoléon le créa baron de l'Empire et lui concéda les armes suivantes : *Écartelé : au 1, d'argent, à la tête de Minerve en profil de sable; au 2, des barons officiers attachés à la maison de l'Empereur* [1]; *au 3, de gueules au coq d'argent, adextré en chef d'une étoile d'or; au 4, d'argent au pélican et sa piété d'azur.*

Le baron Yvan suivit la grande armée en Russie en 1812, et reçut, aux côtés de Larrey et de Ribes, le dernier soupir du grand maréchal Duroc, blessé mortellement à Dresde en 1813. Durant cette campagne beaucoup de jeunes conscrits, inexperts dans le maniement du fusil, s'étaient fait de graves blessures à la main droite; le nombre des blessés de cette sorte était si considérable que Napoléon crut à une blessure volontaire et les déféra à un Conseil de guerre; Des Genettes et Yvan qui faisaient partie de la Commission médicale furent de l'avis de l'Empereur et il fallut toute l'éloquence de Larrey pour sauver ces malheureux, complètement innocents [2].

En 1814, Yvan ne demeura pas fidèle à son bienfai-

---

1 et 3. THIAIRE : *Dominique Larrey, etc., passim.*

2. Le signe des barons officiers attachés à la maison de l'Empereur est : *une pièce honorable de gueules au portique ouvert à deux colonnes surmontées d'un fronton d'argent accompagné des lettres initiales D. A. du même.* Nous n'avons pu retrouver parmi les lettres patentes, qui sont aux Archives nationales, celles d'Yvan, aussi donnons-nous sous réserves la description de ses armes d'après la *Revue historique, nobiliaire et biographique* de 1869, page 462.

teur; sans doute effrayé de sa responsabilité, il s'enfuit du palais de Fontainebleau le 12 avril, lendemain de la tentative d'empoisonnement de Napoléon [1].

Il est mort à Paris le 29 décembre 1839 [2], laissant une très bonne étude sur l'amputation des membres à la suite des plaies d'armes à feu (*Paris, 1805*).

Son fils, Napoléon-Alexandre Yvan, fut également médecin et devint dans la suite chevalier de la Légion d'honneur.

---

1. Le docteur Triaire nous donne à ce sujet la note suivante de Larrey : « Le 11 avril, Napoléon tenta de s'empoisonner avec une dose d'opium que lui avait donnée Yvan. Thibeaudeau dit que le poison avait été composé par Cabanis, et c'est celui dont s'était servi Condorcet, sur sa demande, le jour où il faillit tomber entre les mains des Cosaques à Maro-Jaroslawetz et qu'il portait toujours sur lui pendant ses campagnes. Il eut quelques mouvements convulsifs, puis des vomissements qui expulsèrent le poison. » (Larrey.) Voir aussi sur Yvan DELORME : *Traité de chirurgie de guerre, tome I, page 174*.

2. C'est avec le plus grand plaisir que nous avons appris que notre savant confrère, le docteur Bergounioux se proposait de donner une étude, qui ne peut être qu'intéressante, sur cette grande figure médicale trop peu connue jusqu'à ce jour.

PIÈCE JUSTIFICATIVE

Nous donnerons comme type de lettres patentes celle du médecin Boysset [1] :

NAPOLÉON, par la grâce de Dieu, EMPEREUR DES FRANÇAIS, ROI D'ITALIE, PROTECTEUR DE LA CONFÉDÉRATION DU RHIN, MÉDIATEUR DE LA CONFÉDÉRATION SUISSE.

A tous présents et à venir, Salut :

Notre amé le sieur *Boysset, Membre* de la Légion d'honneur, désirant jouir de la faveur que nous avons voulu accorder aux Membres de cette Légion, par notre statut du premier mars mil huit cent huit, s'est retiré devant notre Cousin le Prince Archichancelier de l'Empire, lequel, après avoir fait vérifier en sa présence par le Conseil du Sceau des Titres, que, par notre décret du *vingt huit septembre mil huit cent neuf,* Nous avons nommé ledit sieur *Boysset Membre* de la Légion d'honneur, et qu'il possède le revenu exigé par nos Statuts, Nous a présenté l'avis de notre dit Conseil et les conclusions du Procureur général ; sur quoi, Nous avons, par ces présentes signées de notre main, autorisé ledit sieur *Jean Guillaume Boysset, l'un des médecins de nos armées, né à la Roque Brou, département du Cantal, le quinze avril mil sept cent cinquante huit, à se dire et qualifier Chevalier* en tous actes et contrats, tant en jugement que dehors ; Voulons qu'il soit reconnu par-tout en ladite qualité, et jouisse des honneurs attachés à ce titre, après qu'il aura prêté le serment prescrit par l'article trente-sept de notre second statut du premier mars mil huit cent huit, de-

---

1. Archives nationales : *CC., volume 251, f° 258.*

vant celui ou ceux qui seront par Nous délégués à cet effet ; Voulons que le Titre de Chevalier soit transmis à sa descendance masculine, directe, légitime, naturelle ou adoptive, après toutefois que les trois premiers appelés à recueillir ledit Titre auront successivement obtenu nos Lettres de confirmation, conformément à l'article vingt-un de notre Décret du trois mars mil huit cent dix.

Permettons audit sieur *Boysset* et à ceux de ses descendants qui recueilleront le Titre de CHEVALIER, de porter en tous lieux les armoiries telles qu'elles sont figurées aux présentes, et qui sont : *de sable à l'épée haute en pal d'argent montée d'or tortillée d'un serpent de sinople et accostée de deux étoiles d'or. Bordure du tiers de l'écu de gueules au signe des chevaliers légionnaires posé au deuxième point en chef.*

Pour livrées, les couleurs de l'écu, le verd en bordure seulement.

Chargeons notre Cousin le Prince Archichancelier de l'Empire, de donner communication des présentes au Sénat, et de les faire transcrire sur ses Registres ; Car tel est notre bon plaisir ; Et afin que ce soit chose ferme et stable à toujours, notre Cousin le Prince Archichancelier de l'Empire y a fait apposer par nos ordres, notre grand sceau, en présence du Conseil du Sceau des Titres.

DONNÉ *en notre Palais de St-Cloud* le *vingt-six* du mois d'*avril* de l'an de grâce mil huit cent *onze.*

Signé : NAPOLÉON.

Scellé le *Deux Mai* mil huit cent *onze.*

Le Prince Archichancelier de l'Empire

Signé : CAMBACÉRÈS

Table

Poitiers. — Imp. Blais et Roy.

RED. :

20

graphicom

0 1 2 3 4 5 6 7 8 9 10

BIBLIOTHEQUE

NATIONALE

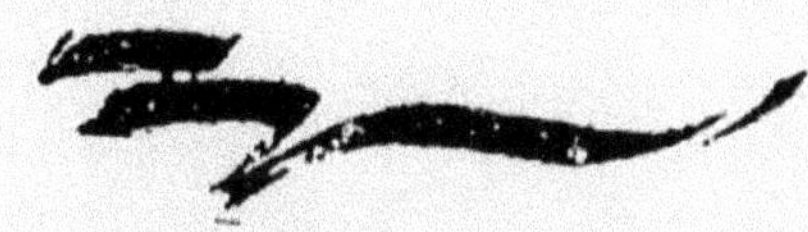

CHATEAU
de
SABLE

1992